飢餓

HUNGER

A Memoir of (My) Body

你只看見我的身體，
沒看見我內心的痛

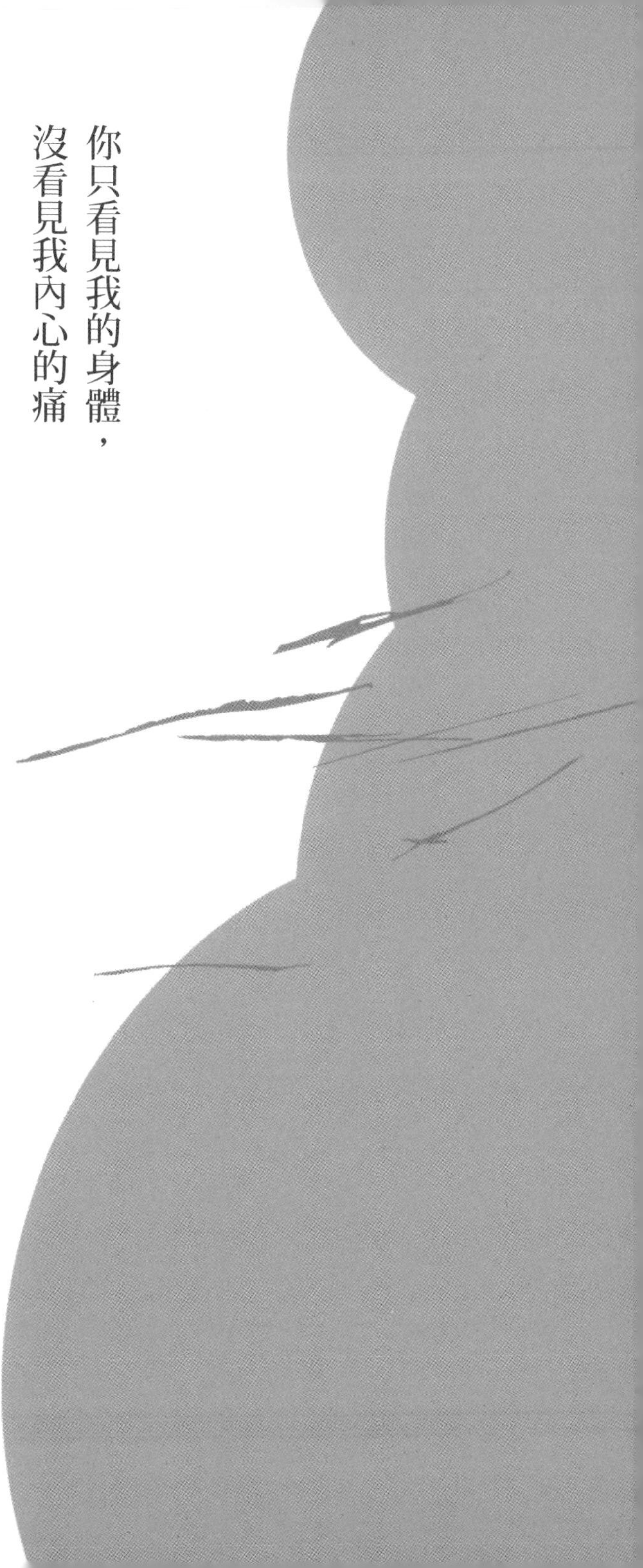

羅珊・蓋伊 Roxane Gay——著
黃佳瑜——譯

推薦導讀一

對於身體與欲望的寬容

——本文作者為胡培菱（美國文學／文化評論者、書評家）

二〇一六年三月，當時已經因為《不良女性主義的告白》（美國於二〇一四年出版）在美國打響名氣的羅珊・蓋伊受邀至私立名校聖路易大學演講。聖路易大學是一所天主教教會學校，校風尊崇天主教耶穌會的訓條。演講前的當天早上，羅珊・蓋伊的經紀人收到學校發來的一封電子郵件，「提醒」她不要違背學校天主教基督會的立場，也就是說，演講中不要發表擁護墮胎權或擁護婦女自決權（Pro-Life）的言論。

以書寫及捍衛女性權利起家的蓋伊，在前往演講的路途上於是徹底改寫了她原本準備好的演講稿，她在演講中批評學校發給她的「提醒」，說明她痛恨任何一種形式的言論審查，更把當天演講的中心議題刻意就著重在女性身體自主的重要性與公平性上。演講結束之後，蓋伊也把這個事件與該篇演講稿張貼在她的個人網站上，公諸於世。她從不掩飾反骨，她衝撞任何公權力無所畏懼，這，就是羅珊・蓋伊。

為多重弱勢族群發聲的成功魯蛇

或許這個事件足以解釋為何羅珊·蓋伊不管出現在何處，總是像搖滾巨星般擁有聽眾如雷的掌聲與歡呼聲。自從她在部落格上寫文發聲獲得廣大的支持以來，蓋伊成功地將自己塑造成弱勢族群的發言人、魯蛇翻身的成功案例，亦或可說是人生失敗組的完美反擊。

雖然她來自富裕的中上階層家庭，來自海地的蓋伊一家人在美國是最難被理解與接受的「黑人中產階級」，因為他們混亂了原本在美國應該完美對應的種族（黑與白）與階級（窮與富），所以蓋伊的富裕背景並沒有讓她免疫於美國的種族歧視，反倒讓她更遭排擠與質疑。除了種族之外，身為女性、並公開雙性戀性向的她，自然也對社會中的性別與性向歧視並不陌生。

身為黑人／女性／雙性戀，蓋伊在文壇中站穩了一個代表多重弱勢的身分，她擁抱這些標籤，探討她擁有絕對公信力的議題，以篇篇立場鮮明、容易閱讀的文章砍向社會中不正義的荊棘。她政治正確但不賣弄學術，她意見明確卻不絕對強勢，她從生活及社會中大小事件及焦慮沮喪著眼，用種族、性別、性向這三個切點，輕易解剖各種論述或社會現象中的盲點。

二〇一四年《不良女性主義的告白》出版前夕，蓋伊受美國印第安納州著名的普度大學英文系之邀，轉至普度擔任創意寫作教授，《不良女性主義的告白》一出版後成為超級暢銷書，蓋伊的名氣水漲船高，身價與影響力自然再也不能同日而語。從一個似魯蛇黑人女性雙性戀多重弱勢的身分到文化評論界超級巨星，蓋伊的成功帶動也激勵了與她屬於同樣弱勢身分的族群，更重要的是，她強而有力的發聲增加了這些族群在社會中的能見性與不可忽略性。

「你的身體愈大，你的世界就愈小。」

二〇一七年蓋伊出版了另一本掀起熱議的作品《饑餓》，這次她討論了在黑人／女性／雙性戀之外她所擁有的另一個標籤——超級肥胖者。以網路文章起家的蓋伊曾在訪談中坦誠，躲在電腦後面讓她的文字代表她，是她讓自己隱形的方式，倘若不是因為《不良女性主義的告白》的暢銷，讓蓋伊從此簽書會及演講邀約不斷，在文字背後的那個書寫者從此被迫現身於螢光幕前，讀者或許很難想像蓋伊是一個一百九十公分高、體重最重曾達兩百六十公斤的「超級病態肥胖者」。

她在這本回憶錄中細述了生活中（重度）肥胖者所面臨的各種焦慮及羞辱，揭露了社會中各種設計、機制、制度背後的身形標準，從飛機、餐廳座位大小；電梯、門框大小到電梯載重限制、體重計上限等等，生活中有太多已被視為理所當然的框限。這個世界並不為胖子所設計，也沒有興趣為了讓胖子們能生活得更舒適而改變，胖子們在家門外社會上的各個角落都難以容身，因此蓋伊說「你的身體愈大，你的世界就愈小。」

這些日常不便，也代表了肥胖者所必須面對的社會論述及社會期待。蓋伊指出，雖然講述肥胖的專書愈來愈多，但社會（及讀者）希望看到的是那種有「減肥前」、「減肥後」照片的成功戰勝肥胖勵志書，或是如何戰勝肥胖的指南書，而蓋伊的這本《饑餓》並不是。她不想、也無法寫一本戰勝肥胖的書，因為她當然還沒、或許永遠不會「戰勝」肥胖。在她的想法中，「戰勝肥胖」不是談論肥胖唯一可能的論述，也不該是肥胖者唯一可能的救贖。

藉由爬梳這些他人無心或有心加諸在肥胖者身上的生理及心理暴力，蓋伊希望在恐胖社會裡打開的是一個接受「身體多元性」的社會氛圍。蓋伊非常聰明地在肥胖與她向來所擅長談論的種族與性別、性向議題之間找到一個連結：這些身分面向的共通點就是它們的顯而易見性、難以改變性，以及無法遮掩性。

身為黑人、女性、過度肥胖者、女同志T、或男同志0號，這些身分面向是他人見到你，無需經過你同意就可以正當並輕易加諸的標籤，而跟隨著這些標籤所帶來的是各種刻板印象，及經過社會合理化的對待方式與歧視。像蓋伊這樣的重度肥胖者在眾人目光下無法遮掩也無可遁逃，沒有了英文系教授、文壇巨星的光環，在任何公共場合出現的蓋伊只是一介肥胖到令人難以想像的黑人女人，她一定懶惰、一定愚蠢、一定缺乏自制力、她浪費社會資源、不值得尊敬也不值得存在，這些潛在思維合理化了社會整體對於（她的）肥胖身體的嫌惡眼光及粗魯對待，暴露出一個無法想像多元身體的社會。

肥胖者的社會批判與潛在欲望

批判社會與他者何其容易，但讀過《不良女性主義的告白》的讀者應該都知道，蓋伊的文章吸引人之處在於她充滿矛盾，而且她從不隱藏這點。在疾呼社會群體接受「身體多元性」的同時，蓋伊也想對肥胖者（或任何身型的人）傳達某種與自己的身體和平共處的態度、某種正面看待身體的態度。然而，蓋伊侃侃而談的批判及正面言論也就是在這裡開始分歧、矛盾。

她批評社會對於女性完美身型的期待，她強調任何一種身型都值得被自己與他人尊敬與愛。但誠實的她卻也不否認，她其實也想看到更漂亮的自己，也希望自己的身型能有所改變，可以瘦下來足以穿下她所買的那一整衣櫃性感華麗卻不合身的衣服。就像在

《不良女性主義的告白》中她所持的論調一樣——她是個堅強的女性主義者，但這並不代表她不混亂或完美——同理，她不認同社會中的恐胖心態，但這並不代表她不希望自己也能更性感美麗。

這份顯而易見卻難以指責的矛盾（誰不希望自己政治正確又健康迷人？）也就是她的新書書名《饑餓》所代表的意義之一。一方面她渴望社會對她現存龐大身型的接受，而另一方面，她也渴望有個新的自己、飢渴著更容易被認同的美麗、更容易與社會共存的身型、慾望著更容易得到的愛。她對於各種互相衝突面向的飢渴定義了她的存在，也讓她學會以更多的寬容接受來自身體的種種欲望。

主導自己身體的故事

回憶錄中，蓋伊將她肥胖的起源指向於十二歲時她所經歷的一場輪暴，經過那場足以改變一生的暴力之後，蓋伊用食物來安慰恐懼。當時年幼的她認為，只要將自己變得愈大，就能像堡壘一樣愈安全，而男生也對她愈沒有興趣。蓋伊用這場輪暴來闡述女體在社會中所需鎮日面對的危機與暴力，但將此事件定位為改變一切的根本，似乎再次賦與這個男權暴力太多的權力與意義，也似乎弱化了她強調肥胖乃某種身體自由的論述。

這樣的說法一方面指出了創傷的難以癒合、影響深遠，另一方面卻病態化了肥胖，因為將肥胖視為某種創傷的病徵，或者賦予肥胖某種原因，不免是更將肥胖視為一個需要給予解釋的「問題」。

就另一個角度來看，蓋伊積極給予她的肥胖一個理由可以理解，因為相信文字的力量如她，在《不良女性主義的告白》暢銷將她推進鎂光燈焦點裡之後，她最恐懼的或許就是將論述她的肥胖的力量交予他人。她在訪談中曾表示，她不想寫這本書，但是她必須寫這本書，因為這是她的身體，只有她有權利為之發聲，只有她有權利主導屬於她的身體的故事。

因此我們可以說在《饑餓》中，蓋伊藉由勇敢暴露她的脆弱讓自己能更昂首闊步，她在社會及她人能對她的肥胖議論揣測、蓋棺論定之前，給予她的身體一個她所精心佈局的官方論述。她為自己及他人推展出可以討論（她的）肥胖的框界，在這框界之內，她可以誠實磊落地剖析她的暗處與欲望，但因為這論述由她主導，她便也永遠百毒不侵。這就是羅珊．蓋伊向來絕頂聰明的書寫路數，在驕傲與自卑、大膽與脆弱、欲望著也否決著的矛盾之中，蓋伊藉由《饑餓》再次讓讀者思索，如何給自己與他人多一點正義與寬容。

推薦導讀二

關於胖女人，這個世界知道的太少了

——本文作者為肉彈甜心（馬力）

在翻開《飢餓》之前，我想像自己會看到一個戰鬥力十足的不良女性主義者，狠狠批判這個排拒胖子的世界，帶著一點興奮的心情，還泡了一杯甜死人的棉花糖可可。結果從第一頁就發現，這不是我想的那種故事。

羅珊・蓋伊說這本書是她「最醜陋、脆弱和赤裸的部分」，對我來說，是看到一個女人的身體／生命所承載的，所有細緻綿密，不停摧毀和重建自我的故事。這是一種似曾相識的感覺。

我也是一個胖女人。跟蓋伊不一樣的是，她小時候是個嬌小美麗的女孩，而我從小就胖。她的初戀對象是個糟糕的男孩，性暴力的陰影使得她將身體視為一個堡壘，進食累積出的脂肪就像鎧甲一樣讓她感到安全。我算是幸運的，沒有經歷蓋伊承受的暴力，但台灣的升學主義也不算溫柔，作為一個缺乏隱私及自主權的青少女，在爸媽到書房查勤的空檔偷吃零食，成為了我紓解壓力的方法，填鴨式的教育最終讓我成為了一隻小肥鴨。

當我認清自己終究不只是嬰兒肥，便踏上漫長的減肥之旅。我每天都在監控自己，只要復胖就陷入自我厭惡。直到接觸了女性主義，學著用理論批判美麗迷思，才覺得可以放鬆一些。但就像蓋伊所說的，知道是一回事，感覺又是另一回事。我的意思是，當我的臉書照片被上百則肥胖羞辱（fat-shaming）的留言覆蓋時，我還是會難過的想著，如果我是個瘦子就好了。

又過了幾年，我對女性主義有了更多的理解，才真正投入身體議題，而我和夥伴 Amy 選擇的倡議方式，便是述說自己身體的故事。這是一個具有女性主義精神的倡議方式，並不是我們的生命故事有多特別，事實上，發生在每個人身上的事，無論大小，都同等的重要。「找到自己的聲音」是我們最想傳達的，也是蓋伊傾盡全力要達到的目標。

關於胖女人，這個世界知道的太少了。蓋伊誠實到近乎殘酷，刻劃了在她胖身體上發生的每件事，這是這本書最牽動我的部分。身為女性主義者，既敏感於權力議題，又要抵抗自己在人群中時刻感到格格不入，以及自我規訓的矛盾衝突，是我心疼她，也心疼自己的部分。就像蓋伊說的，這樣的書寫是一個復原的過程，對我來說亦如是，衷心希望這本書也能如此的觸動你。

推薦導讀三

一起走回療癒自己的路上

——本文作者為肉彈甜心（Amy）

「在不理解他人的生命故事前，請不要隨意對他人的生命下指導棋。」這是在針對「身體意象」這個主題進行演講時，我很常提到的一句話。人們太容易由自己所「見」去建構自己對他人的理解，然後加以評斷。有時，應該說是常常，那並不正確或是公平。

我一直在期待有一本像《飢餓》這樣的書出現，終於可以打破現下普遍出現的、要每個人就是要無條件愛自己的「呼籲」，因為知道愛自己從來就不是件容易的事，特別是對像我、像蓋伊這樣的女人——胖女人。

無法想像蓋伊在寫這本書時耗了自己多大的力氣，要把自己攤開從來都不簡單，特別是她的經歷並不一般，這讓她即使知道自己身邊有這麼多的善意、這麼多的愛，然而在破碎的自我裡，還是很需要一個把自己保護著的空間。我想，她身邊的人也很焦急吧！但這一切都不會是短時間可以被療癒的事。

因為身體經驗，讓她對社會現象有了更多的觀察，書中每一字每一句，讀到時都像扎入我的心。「當你是一個龐大的人時，你才了解這個世界有多小。」看到這句話讓我哭到不能自已，因為它精準道出了像我們這樣的人在這個社會上，既龐大又渺小的存在。

演講時，很多人都問過我，「在這樣的社會眼光下，如何活得有自信？」我總是誠實的說，其實我離完全接受自己、愛自己這個目標，還有很長的一段距離。但這幾十年來，我所經歷過的那些讓我開始知道這條「愛自己」的路在哪了，走在這條路上也許進進退退，也常被周遭的人物、話語打倒，但慶幸的是，我知道終點在哪裡，也讓自己往這條路上走去。我不知道自己會花多少時間、甚至不知道在有生之年能不能走到，但至少，我開始了。

我們每踏出去的一步路，都在向自己的過往走去，這些路不會白走，就像我們受的傷不會白費一樣。療癒自己可能需要很多的時間，但慢慢走，會比較快到達。謝謝蓋伊撰寫的《飢餓》一書，她書寫這些經歷的勇氣，讓我望塵莫及。

目次

獻給你，我的陽光。

你讓我明白我不再需要什麼，

也找到一條路通往我心底的溫度。

第一部

1

每個人都有自己的故事和歷史。在這裡，我用我對身體與飢餓的回憶，來訴說我的故事和歷史。

2

我的身體故事不是一篇勝利的故事。這不是一本減肥回憶錄。不會有我變瘦之後的照片，封面上也不會印著苗條的我站在瘦身前的牛仔褲一隻褲管裡洋洋自得的模樣。這不是一本勵志書籍。對於如何克制不受約束的身體和不受約束的胃口，我沒有任何發人深省的見解。我的故事不是一篇成功案例。我的故事，純粹是一個真實故事。

我何其盼望能夠寫一本關於減肥成功、關於如何學會更成功地與心中惡魔和平共處的書。我盼望能寫一本關於全心全意接納自己、熱愛自己、不論胖瘦的書。相反的，我寫了這本書；這是我此生最困難的寫作經驗，挑戰之艱鉅遠超乎我的想像。剛開始寫《飢餓》，我很確定我能下筆如流水，就像平常那樣。況且，有什麼比書寫這副我已居住了四十多年的身體更容易的事？不過我很快領悟，我不只在寫一部身體回憶錄，我是在強迫自己審視我身體遭遇的經歷、我增加的體重，以及不論跟這樣的體重共存或抗爭都是多麼困難的事實。我被迫審視我最罪孽深重的秘密，我把自己剖開來，毫無遮掩。那並不舒服、並不容易。

我但願能有那種力量和意志力來對你訴說一篇勝利的故事，我還在尋找那樣的力量與意志力。我下定決心超越我的身體——超越我的身體遭受過的經歷，以及我的身體後來演變成的模樣。可惜決心沒帶給我太大幫助。

寫這本書是一次告解。這是我最醜陋、脆弱和赤裸的部分；是我的真相。這是（我的）身體的回憶錄，因為關於我這種身體的故事，多半受人漠視、唾棄或嘲笑。人們看見這樣的身體，心裡直接下了定論，他們自以為知道我這種身體背後的來龍去脈。他們其實一無所知。這並非一個勝利的故事，但這是一個需要訴說、而且值得聆聽的故事。

這是一本關於我的身體以及我的飢餓的書。歸根結底，這是一本關於隱匿、迷惘與極度渴望——渴望被看見和理解——的書。這是一本關於學著允許自己被人看見和理解的書，不論過程多麼緩慢。

3

要訴說我的身體故事，我是否該告訴你我最重的時候有多重？我是否該告訴你那個數字、那個總把我勒得透不過氣的可恥真相？我是否該告訴你，我知道不該為自己的身體真相感到羞恥？或者我該索性說出事情始末，然後屏息等待你的評判？

我最重的時候重達五百七十七磅（約二百六十公斤），身高六呎三吋（約一百九十公分）。這是個驚人的數字，連我自己都無法置信，但那一度是我的身體真相。我是從佛羅里達州韋斯頓市（Weston）的克里夫蘭診所聽到這個數字的。我不知道我怎麼讓事情變得如此失控，但我確實失控了。

我的父親陪我到克里夫蘭診所。當時我已經二十好幾。那是個七月天，外頭悶熱潮濕，綠意盎然。診所裡的空氣冰涼，透著消毒水的味道。眼前一片光鮮亮麗，用的全是高級木料和大理石建材。我思忖著，原來我即將這樣度過我的暑假。會議室裡還有另外七個人——這裡正要舉行胃繞道手術說明會；兩個肥仔、一個稍微超重的女人和她的瘦子丈夫、兩名穿著實驗袍的人員，還有另一個大胖女人。我一邊左顧右盼，一邊做著胖子遇到其他胖子會做的事——我拿他們的塊頭來衡量自己。我的體型比五個人大，比兩個人小；至少我認為如此。我付了兩百七十美金，花了大半天聆聽劇烈改變身體結構以達成減肥目的的種種好處。照醫生所言，那是「治療肥胖症的唯一有效辦法」。他們是醫生，想必知道怎樣對我最好。我想相信他們。

心理醫師對我們這幾個聚在一起的人進行講解：如何做好術前準備；胃一旦變成拇指大小，要如何應付食物；如何認清我們生命中的「正常人」（這是他說的，不是我）

可能試圖妨害我們減肥，因為我們是胖子的想法早已在他們腦中根深柢固。我們得知我們的身體將如何一輩子營養匱乏、我們將如何無法在半小時內接連吃喝。我們的頭髮會變得稀疏，甚至脫落。我們的身體容易出現傾食症候群＊；你可以從這個症狀的名稱望文生義，無需太多想像力。當然，還有手術的風險。我們可能死在手術台上，或者術後幾天出現感染。

這是那種好壞消息參半的腳本。壞消息是：我們的生活和身體再也回不到從前（假如我們能活著捱過手術）。好消息是：我們會變瘦；我們將在第一年內減掉百分之七十五的多餘體重。我們可以接近正常。

醫生描繪的藍圖是如此充滿誘惑，讓人心動：我們沉睡幾個鐘頭，然後在一年的甦醒過程中，我們絕大多數的問題都會自然而然迎刃而解。至少，這是醫療機構的說法。

＊ 傾食症候群（dumping syndrome）是指剛攝入的食物未經消化，即快速通過胃部進入腸道所引發的不適，症狀包含頭暈、嘔吐、腹脹、痙攣、腹瀉等等。

當然，前提是我們繼續欺騙自己，認定我們的身體就是我們最大的問題。

簡介過後有一段問答時間。我既沒有問題也沒有答案，不過我右邊的女人——一個顯然不需要在場的女人，因為她頂多超重四十來磅——佔據了整段時間，提出種種讓我心碎的私密問題。她質詢醫生的時候，她的丈夫坐在她旁邊，臉上掛著虛假的微笑。她出現在這裡原因昭然若揭——全都是因為他，以及他如何看待她的身體。可悲之事莫過於此，我心裡想著。我選擇漠視我跟她共處一室的緣由，選擇漠視在我的生命中，有太多人在看見我、理解我之前，先看到了我的身體的事實。

稍後，醫生放映了手術影片——攝影機和手術工具在光滑的體腔裡切割、推擠、縫合、移除人體的必要器官。體腔內部是霧氣蒸騰的紅色、粉紅色和黃色，既古怪又讓人膽寒。坐在我左邊的父親面色如土，顯然被殘忍的畫面嚇到了。「妳怎麼想？」他低聲問。「根本是一場怪胎秀。」我說。他點點頭。這是我們多年來頭一次意見相同。然後影片結束，醫生露出笑容，囉囉嗦嗦表示手術過程簡短，全程透過腹腔鏡完成。他向我們保證，他執行過三千多次手術，只損失了一名病人——一個重達八百五十磅的男人，他說。他的音調降成表達遺憾的低語，彷彿他不應該用全部音量說出那男人身體上的羞恥。接著，醫生告訴我們幸福的代價——兩萬五千美元，一旦付了手術訂金，還可以扣除兩百七十元的說明會費用。

這場折磨結束之前，我們還得到私人診間跟醫生進行一對一諮詢。醫生還沒進來，他的助手（一名實習生）先測量我的生命徵象。我被秤了、量了，並且被默默評判著。實習醫生聆聽我的心跳、摸摸我的喉嚨腺體，又做了一些記錄。半小時後，醫生終於翩然而至。他上上下下打量我，匆匆瀏覽我的新病歷，快速翻頁。「很好，很好，」他說，「妳是手術的完美人選。我們會立刻為妳安排時間。」然後就一溜煙走了。實習醫生為我開立手術前需要做的檢驗，我最後帶著一封信離開，證明我完成了說明會。這顯然是他們每天的例行工作。我並不獨特；並不特別，我是一具身體，一具需要修復的身體，而這世上有許多像我們這樣的人，活在如此十足人性化的身體中。

父親在設備一應俱全的診所中庭等我。他把手搭在我肩上，「妳還沒到這個地步，」他說，「稍微自制一點，每天運動兩次。那樣就夠了。」我重重點頭同意。不過後來，我獨自關在房間裡，仔仔細細研究我拿到的小冊子，完全無法將視線從手術前／手術後的照片移開。我多麼渴望那術後的成果，以前如此，現在還是如此。

而我記得被秤過、量過和評判過的結果，那個不可名狀的數字：五百七十七磅。我以為我這輩子早就知道什麼叫做恥辱，但是那晚，我真正體會到恥辱。我不曉得能不能找到方法忘記那份恥辱，走向能夠正視自己的身體、接受自己的身體，並且改變自己身體的境地。

4

這本書——《飢餓》——是關於你不只一點點胖、甚至不只超重四十磅的生活。這本書是關於超重三百磅或四百磅的生活；你不是肥胖或病態肥胖，照你的身體質量指數（簡稱 BMI）來看，你是超級病態肥胖。

「BMI」這個術語聽起來極其專業、不近人情，我總是迫不及待地忽視這個測量值。然而，就是這個術語兼測量值，讓醫療機構得以設法為失控的身體注入一點節制概念。

BMI是一個人的體重（以公斤計）除以身高的平方（以公尺計）。數學很難。有各式各樣的指標來界定一個人的身體多麼脫序。如果你的BMI介於18.5和24.9之間，你屬於「正常」。如果你的BMI高於25，你就超重了。BMI達到30以上就算肥胖，要是超過40，你就是病態肥胖，而如果這個測量值高於50，你就是超級病態肥胖。我的BMI就高於50。

事實上，許多醫療指標都是隨意劃分的。值得注意的是，一九九八年，醫學界在國家心肺及血液研究院（National Heart, Lung and Blood Institute）的指示下，將BMI的「正常」門檻降到25以下，導致美國的肥胖人口增加了一倍。降低臨界值的原因之一是：「25這樣的整數比較方便民眾記憶。」

這些術語本身有點嚇人。「Obese」（肥胖）是個討厭的詞，源於拉丁文的「obesus」，意思是「吃個不停直到變胖」，就字面意義來看，這樣的定義相當合理。但是當人們使用「obese」這個詞，透露出來的並非只有字面意義；他們是在提出指控。醫生的第一條天職是不造成傷害，而他們卻發明了這樣的詞彙，真是一件奇怪甚至悲哀的事。而「病態」這個修飾詞則給肥胖的身體判了死刑，儘管事實不見得如此。「病態肥胖」這個術語把我們這些胖子說成活死人似的，醫療機構也依此來對待我們。

至於文化上的「肥胖」標準，則似乎是衣服尺碼看起來大於6的人，或是身材無法自然而然吸引男人目光的人，或是大腿上有橘皮組織的人。

我現在已經不是五百七十七磅重了。我仍然很胖，不過我比那時候輕了一百五十磅左右。每次嘗試新的減肥法，我就會在這裡減去幾磅、那裡減去幾磅。一切都是相對的，我並不嬌小，我永遠嬌小不來。原因之一是，我的個頭很高。這既是詛咒也是優勢。人家說我很有架勢，我佔據空間，我威風凜凜。我不想佔據空間，我不希望被注意，我想躲起來。我想隱匿起來，直到我能控制自己的身體。

我不曉得事情是怎麼變得如此失控，或者，我其實心知肚明，這是我生命中的老調，身體失控是日積月累的結果。一開始，我想靠吃來改變我的身體。我是故意的。幾個男孩摧毀了我，我幾乎挺不過來。我知道我無法再度承受這樣的侵犯，於是開始大吃特吃，因為我認為只要身體令人作嘔，就可以讓男人退避三舍。即便在那麼小的年紀，我就明白肥胖會讓男人倒胃口，會讓他們不屑一顧，而對於他們的輕蔑，我早已太過熟悉。大多數女孩被灌輸這樣的觀念——我們應該苗條纖細，不應該佔據空間；我們應該乖乖地低聲下氣，如果真的被人看見，應該讓男人看得舒服、讓社會感到滿意。大多數女人都知道這些，都知道我們應該收斂鋒芒，把自己藏起來。但我們需要一遍又一遍地大聲疾呼，這樣一來，我們才能夠抗拒壓力，不再臣服於別人對我們的期待。

5

你需要知道的是，我的生命被剖成兩半，斷裂得不怎麼乾淨。可以分成之前和之後。我變胖之前，我變胖之後。我被強暴之前，我被強暴之後。

6

在生命的前段，我非常年輕，受父母庇護，對世事懵懂無知。我不知道我有可能受苦，也不知道痛苦可能有怎樣的深度與幅度。我不知道我可以在受苦的時候說出我的痛苦，也不知道有更好的辦法來應付痛苦。我但願當時擁有現在的智慧，其中，我最希望當年的我知道可以向父母求助，或者訴諸於食物以外的東西。但願當年的我知道，受人侵犯並不是我的過錯。

而我確實能理解的就是食物，於是我開始大吃特吃，因為我明白我可以佔據更多空間。我可以變得更結實、更強壯、更安全。從我看見人們注視胖子的目光、從我自己注視胖子的目光，我明白體重太重不討人喜歡。如果我不討人喜歡，我就可以遠離更多傷害。起碼我希望自己能遠離更多傷害，因為在事發之後，我已太了解傷害。我太了解傷害，但我不知道一個女孩還能承受多少傷害，直到我懂得更多。

但是。這就是我所做的。這就是我製造的身體。我很胖——一層又一層的棕色肉體，一層又一層的手臂、大腿和肚皮。脂肪最後無處可去，於是在我的全身上下自行開路。我粗大的大腿佈滿了肥胖紋和橘皮組織。脂肪創造了一具新的身體，一具讓我既羞愧又覺得安全的身體，而我迫切需要安全感，遠勝過一切。我需要覺得自己是一座堡壘，固若金湯。我不想被任何事或任何人碰觸。

這是我自找的，是我自己的過錯、我自己的責任。我就是這麼告訴自己的。不過，我不應該獨自一人為這副身體負起全責。

7

活在這副身體裡的實際情況是：我被困在牢籠之中。牢籠之所以令人沮喪，就是因為你雖然受困其中，卻可以真真切切看見你渴求的事物。你能夠從牢籠中伸出手來，卻僅止於此。

要假裝我毫不在意身體現在這副模樣很簡單。我希望我沒把自己的身體視為一件需要道歉或解釋的東西。我是個女性主義者，決心革除死板的審美標準，讓女性不必屈從於不切實際的理想典範。我相信我們對美應該有更廣泛的定義，能夠包容更多元化的體態。我相信女性應該對自己的身體感到自在，而且不必為了得到那份自在而想著從頭到尾改變自己的身體；這是很重要的事。我（想要）相信我身而為人的價值，並不取決於我的身材或容貌。在一個普遍毒害女性並且不斷嘗試規範女性身體的文化中長大，我知道對於我自己的身體或任何人的身體，我們應該抗拒一切不合理的外觀標準；這是很重要的事。

知道是一回事，感覺又是另一回事，兩者截然不同。

坦然接受自己的身體，並非全然關於審美標準，也並非全然關於理想典範。重點是我在這副皮囊裡有什麼感覺，今天怎樣，明天又是怎樣。

活在這副身體裡，我並不自在，幾乎所有肢體活動都很困難。走動的時候，我可以感覺背負在我身上的每一磅多餘重量。我沒有耐力，只要走久一點，我的大腿和小腿都會發疼。我的腳會痛，我的腰會痛。我的身體時常這裡痛或那裡痛。每天早晨我全身僵硬，老想乾脆整天躺在床上。我有一條神經受損，所以一旦站得太久，右腿就會發麻，然後我得一瘸一拐地走路，直到恢復感覺。

遇到天氣熱的時候，我會汗如雨下，尤其是頭部出汗，然後我會很難為情，不斷擦拭臉上的汗珠。汗水像小溪那樣從我的胸脯之間湧出，匯聚在脊梁骨末梢。我的襯衫濕漉漉的，汗漬逐漸滲過布料透了出來。我覺得人們盯著我的汗流浹背，並且因為我有一副不受控制、大汗淋漓的身體而批判我；這副身體居然敢透露出每一個動作所需付出的成本。

有些肢體活動我想做卻辦不到。我跟不上朋友的節奏，總得不斷找藉口解釋我為什麼走得比他們慢，彷彿他們還搞不清楚狀況似的。他們有時候會裝傻，還有些時候，他們似乎真的忘記不同的身體是怎樣行動、怎樣佔據空間，因為他們會回頭看著我，提出天方夜譚般的建議，例如去遊樂園玩，或者走一英里的上坡路到某個體育館，或者去登山健行，俯瞰遼闊的美景。

我的身體是一座牢籠。我的身體是我給自己打造的牢籠。我還在摸索打開牢籠的方法。二十多年來，我一直在尋找逃脫這座牢籠的出路。

8

要書寫我的身體，或許我應該像研究犯罪現場一般研究這堆肥肉、這堆份量龐大的肥肉。我應該剖析形體的結果，藉此判斷它的成因。

我不想把我的身體看作犯罪現場。我不想把我的身體看作一個發生了嚴重事故、需要拉上警戒線加以封鎖調查的地方。

如果我已經知道自己是肇事者，或者起碼是共犯，我的身體是否還能算作犯罪現場？

或者，我應該把自己看成發生在我身上罪行的受害者？

我的經歷在我身上留下了種種印記。我活了下來，但那不是故事的全部。這些年來，我已懂得存活下來的重要性，並且為自己貼上「倖存者」標籤，但我並不介意「受害者」這個稱謂。我也不認為承認自己是強暴受害者有什麼好羞愧的。到了今天，就算我也擁有其他許多身分，我仍然是一名受害者。

我花了很長時間調適，不過，如今我偏好「受害者」這個標籤勝過「倖存者」。我不想沖淡那件事情的嚴重性。我不想假裝自己踏上了一條鬥志昂揚的光榮旅程。我不想假裝一切都好。我與那段遭遇共存，往前邁進卻不遺忘，往前邁進卻不假裝沒有留下傷痕。

這是我的身體的回憶錄。我的身體破碎了。我破碎了。我不知道如何把自己拼湊回來。我被劈成兩半，一半的我死了，另一半的我默不作聲，而且多年來保持沉默。

我被挖空了，而我決心填補空虛，食物就是我用來建造屏障、替所剩無幾的我進行防禦的材料。我不停吃啊吃，希望把自己吃成大胖子之後，身體就能得到安全。我把曾經身而為我的那個小女孩埋藏起來，因為她遇到了各式各樣的麻煩。我試著抹除有關她的所有記憶，但是她依然存在，蟄伏在某個角落。她還是那麼幼小、膽怯和羞愧，或許我是在透過書寫把她找回來，試著對她訴說她需要聽到的一切。

9

我破碎了，為了麻痺破碎的痛苦，我不停地吃啊吃，直到我不只是超重或肥胖而已。不到十年時間，我成了病態肥胖，然後是超級病態肥胖。我被困在我的身體裡；這是我自己製造、但我卻幾乎認不出來也無法理解的身體。我很淒慘，但很安全。或者至少，我可以告訴自己我很安全。

我對於事發之後的記憶零星而片段，但我確實清楚記得我不停地吃啊吃，好幫助我遺忘，好讓我的身體變得巨大無比，再也不會被人擊碎。我記得當我孤單或悲傷或甚至快樂的時候，吃東西帶給我那些無言的安慰。

如今，我是個肥女人。我不覺得自己很醜。我不像社會期待的那樣憎恨我自己，但我確實活在這個世界上。我以這副身體活在這個世界上，而我憎恨這個世界對這副身體的慣常反應。理智上，我明白問題不在於我。這個世界以及它不願意接受和包容我，才是問題的癥結所在。但是我猜，在社會文化改變對胖子的態度之前，改變我自己還比較容易一些。除了參與身體正向意識（body positivity）的「正義之戰」，我還需要想想我在此時此地的生活品質。

我在這個不受約束的身體裡居住二十多年了。我曾經嘗試跟身體講和。在這個對這副身體除了蔑視還是蔑視的世界，我曾經嘗試去愛，或至少容忍這副身體。我曾經嘗試放下害我不得不製造出這副身體的創傷，繼續我的人生。我曾經嘗試去愛人與被愛。當人們自以為看穿了我或任何胖子背後的來龍去脈，我一直對我的故事守口如瓶。

而今，我選擇打破沉默。我在追溯我身體的故事，從我還是個無憂無慮的小女孩、可以信任自己的身體並且相信身體很安全的時候開始，到這份安全被毀滅的一刻，到甚至在我試圖抹除這段遭遇所造成的傷害之後仍持續蕩漾的餘波。

第二部

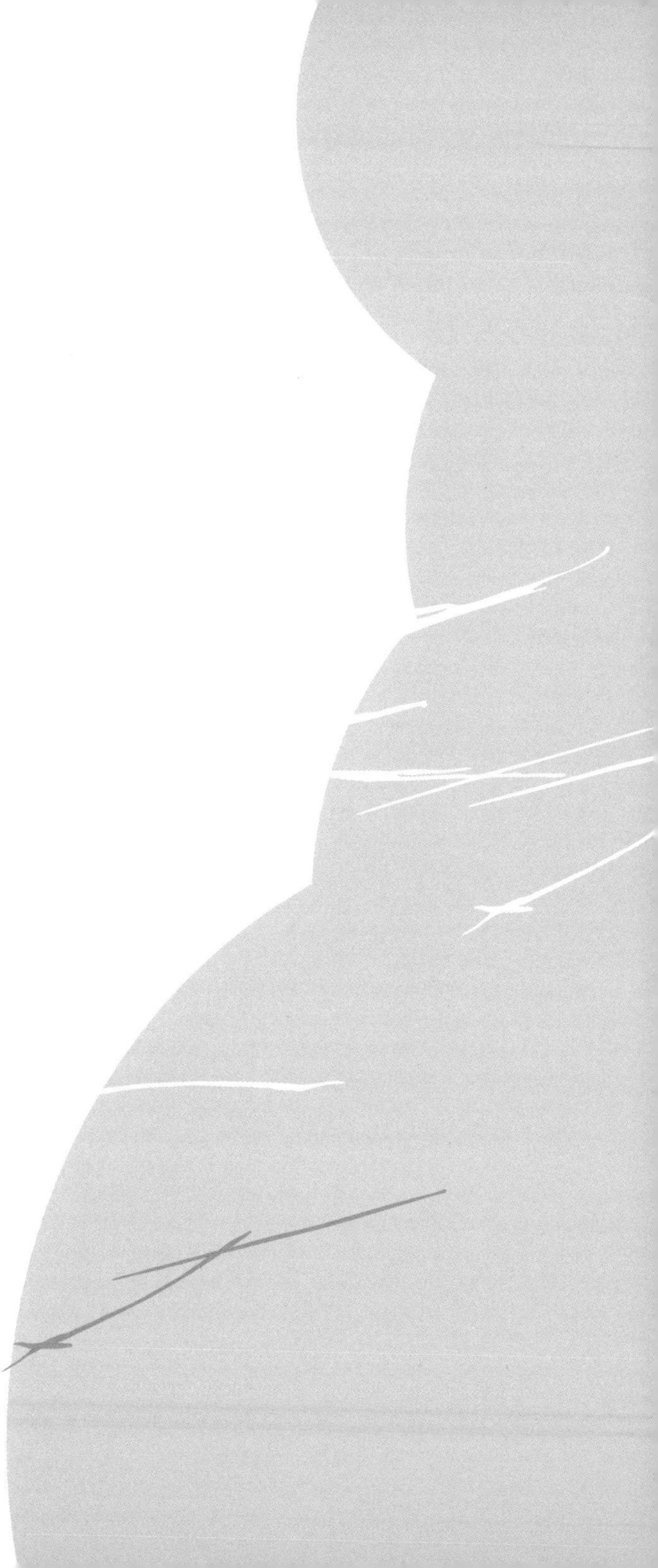

10

我有一張照片。我受洗的那個週末，表姊抱著我。我還是個嬰兒，穿著一件緞面白袍。我們在紐約市，坐在覆蓋塑膠布的沙發上。這張照片裡，表姊的年紀比較大，大約五歲或六歲。我發著嬰兒的無名火，全身扭來扭去，四肢扭曲成奇怪的角度。

我很感激有那麼多童年照片，因為不知怎的，好多事情我已經忘得一乾二淨。

對於生命中好幾年，我的記憶一片空白。家裡某個人會說，「還記得那一次（插入重大家庭事件）」，而我愣愣地乾瞪眼，沒有一絲一毫印象。我們有一段共同的歷史，卻又彷彿沒有。就許多方面而言，這是我跟家人以及差不多生命中的每個人關係的最佳寫照。我們共享了一段美好生活，但不分享我生命中比較艱難的部分；他們對這部分幾乎毫無所知。至於我記得住和記不住哪些事情，根本毫無邏輯可言。這樣的記憶缺失很難解釋，因為童年的某些時刻仍然歷歷在目，恍如昨日。

我的記性很好。即便多年以後，我還能記得朋友之間聊的內容，幾乎一字不差。我還記得四年級老師的頭髮是怎樣的淡金色，也還記得三年級的時候，我因為無聊而在課堂上看書，惹出了多大的麻煩。我還記得叔叔嬸嬸在太子港的婚禮，也記得我的膝蓋被蚊子叮咬，腫得跟橘子一樣大。我記得好事，也記得壞事。不過如有必要，我可以把記憶抹得一乾二淨，而我也的確常常在必要時刻抹除了記憶。

爸爸媽媽家裡有好幾本相簿，圓鼓鼓地塞滿了我和兩個弟弟小時候的褪色照片，那個年代可是在數位時代降臨之前。我生命中的每一刻似乎都被拍了照，而且每張照片都被沖洗出來、精心存檔。每一本相簿上都有一個巨大的號碼，號碼外面畫了個圈。許多相簿還附了寫上姓名、年齡和地點的短箋，彷彿媽媽基於某種理由，預先知道這些記憶必須妥善保存。她用鋼鐵的意志和獨有的魅力養育兩個弟弟和我；她對我們的愛與奉獻，強烈得讓人招架不住，猛烈的程度隨著我們年齡越來越大而與日俱增。小時候，媽媽把相簿按照順序整齊排列，填滿一本相簿之後，她會買來另一本相簿，繼續填滿。

我的母親試圖填補我的童年空白，不過當時她並不自知。她記得每一件事，或者看似如此，或者直到我十三歲那年離家去唸寄宿學校為止，然後就沒有人替我保存記憶。

媽媽現在還是不放過每個拍照機會，她的 Flickr 串流上有超過兩萬張照片，內容包括她的生活、我們的生活，以及我們生命中的每個人和每個地方。我進行博士論文口試的時候，她也在場，驕傲地注視著我，每幾分鐘就拿起相機拍張新的照片，盡可能捕捉我的重大時刻的每一秒鐘。我在紐約簽書會上朗讀小說時，她再度帶著相機到場，不斷拍照，記錄另一個值得紀念的重大時刻。

常有人注意到我會替每一件小東西拍照。我說我這麼做，是為了不要忘記也不會忘記我曾見過或體驗過的一切美好事物。我不向人解釋說，如今我的生命改觀了，記憶對我而言變得更加重要。但其實不只如此。我跟媽媽有數不清的相似之處。

我的嬰兒相簿有白色的封面，上頭以金粉寫著「喜獲千金！」幾個大字。相簿的第一頁註明了我父母親的名字、我的生日、我的身長及體重，以及我的髮色和眼睛顏色。我的嬰兒腳丫也留下了黑色印記，腳印上方寫著「蓋伊家女兒」。我是上午七點四十八分出生的，我確定這就是我不愛早起的原因。「寶寶生活精彩記憶」一欄有幾個空格，每一格都填上了我最初的小小成就。看來，我兩歲半就能認讀字母，三歲就會看鐘。媽媽自豪地寫著：「五歲之後幾乎無所不讀。」這是媽媽用端正的字跡寫下的話，一字不差。不過根據家裡傳言，我早在那之前的一年半就開始跟著爸爸閱讀報紙。

媽媽記錄了我最初五年的身高和體重。我有一顆三角形的大頭；這是家裡的老大時有的狀況。媽媽說我剛出生的時候，她花了好幾個鐘頭搓我的頭，想把我的頭搓圓一點。我誕生的消息也刊登在一九七四年十月二十八日的《奧馬哈世界先驅報》上，比我的生日晚了十三天。這張剪報也存在相簿裡，緊鄰我的原版出生證明，以及醫院放在我的嬰兒床上的小小識別卡。媽媽當時二十五歲，爸爸二十七歲，還很年輕，不過就那個年代來看，他們已不像許多人開始生育時那麼年輕。我在出生證明上的名字拼對了，有個n；這張出生證明是粉紅色的。當時並不存在細微的性別文化認知——女孩粉紅色，男孩藍色，沒得商量。

在媽媽和我的第一張合照上，她抱著我，烏黑的秀髮綁成一根粗粗的馬尾垂在背上，她年輕漂亮得無法想像。那時我三歲大。這其實不是我倆的第一張合照。有一張媽媽懷著我的照片，她大腹便便，穿著時髦的藍色迷你裙洋裝，以及一雙粗跟高跟鞋。她斜倚在車上，對著攝影師——我的父親——送上盈盈秋波，那種親密的眼神，讓我想轉過身去給他們留一點隱私。她把這張照片放進相簿，儘管她是我所認識的最注重隱私的人。她想讓我看看這幅美麗的形象，讓我知道她和爸爸一直深愛著對方。

這些最古老的照片在相簿裡年代久到都黏在紙上了，要取出來恐怕會毀了它們。

我嬰兒時期跟父母的每張合照上，他們都對著我微笑，彷彿我是他們的世界中心。我以前確實如此。現在也是。在我的生命真相中，這是我確實清楚知道的部分——我的一切美好與強大都從我的父母開始，毫無例外。幾乎每一張嬰兒照，我都露出極具渲染力的笑容，每次看著這些照片，我都忍不住浮現微笑。天底下的嬰兒都很快樂。我是個快樂的嬰兒，無庸置疑。

嬰兒很可愛，但也很沒用；我最要好的朋友這麼說。他們沒辦法照顧自己，你得克服他們的沒用而去愛他們。在我的獨照中，我被椅子扶手或幾塊靠墊撐著。其中一張，我獨自坐在一張醜得半死的紅色厚布錦緞沙發上，看得出來吼得聲嘶力竭。我在不只一張照片中吼得聲嘶力竭。嬰兒哭喊的照片很滑稽，因為你知道他們是快樂的寶寶，只不過一時無理取鬧罷了。我看著這些嬰兒照片心裡想著，我長得真像我的姪女，不過其實是我的小姪女長得像我。不管怎麼說，家庭關係很強大，我們的眼睛、嘴唇、血緣還有我們的心，會把我們永遠綑綁在一起。我三歲的時候，弟弟喬爾出生了。有幾張他的照片，黑黝黝、圓滾滾的，一頭濃密的頭髮，在我旁邊或坐或站。

長大後，我好幾次瀏覽這些相簿，試圖勾起回憶。我一開始是在尋找可以給我孩子看的照片，「這就是妳的根源」。這樣一來，等我有了孩子，她或許會知道她的家人懂得如何愛人，不論愛得完不完美；她或許會知道她的媽媽一直有人疼愛，於是明白自己也會永遠受人疼愛。讓孩子知道愛有許多形式是很重要的，而這是我能提供的一件美好事物，不論這個孩子將以什麼方式進入我的生活。我也研究這些照片和照片上的人；我記得人名、地點和重要時刻，數量多得把我搞糊塗了。我試著拼湊我曾經刻意抹除的記憶，試著弄明白自己是如何從這個被精心拍照記錄的小孩，變成了今天這副模樣。

我知道得一清二楚，卻又茫然不解。我知道事情真相，但我想，我真正渴望理解的，是造成過去與現在這段差距的原因。箇中原因既複雜又含糊。我希望能抓住這個原因，將它千刀萬剮，或撕成碎片，或燒得灰飛煙滅，然後試著從灰燼中判讀，儘管我很害怕我會對判讀結果做出什麼事情來。我不知道這樣的理解是否可以企求，但是當我獨處，我會坐下來著迷地慢慢瀏覽這些相簿。雖然背後的問題仍讓我大惑不解，但我想看看裡頭有什麼、缺了什麼，以及究竟發生了什麼。

有一張照片。我五歲，有一雙大大的眼睛和瘦巴巴的脖子。我趴在沙發上凝視一台塑膠打字機，雙腳交疊，大概在做白日夢。我老是做白日夢。我從那時就是個作家了。很小的時候，我會在餐巾紙上畫小村莊，寫出村裡人的故事。我喜歡靠杜撰故事以及想像出和現實截然不同的生活而產生的遁逃感。我有天馬行空的想像力。我喜歡做白日夢，最討厭到處神遊的時候被拉回來應付現實生活。在我的故事中，我可以替自己寫出我沒有的朋友，可以實現我想都不敢想的許多事。我可以變得勇敢、聰明、風趣。我可以變成我想要的一切。寫作的時候，快樂來得那麼容易。

有一張照片。我七歲，穿著吊帶褲，非常快樂。我小時候經常穿吊帶褲。我之所以喜歡這種裝扮，理由很多，但最主要是因為吊帶褲有很多口袋可以藏東西，而且很複雜，需要扣很多扣子和其他種種機關。它們讓我覺得安全、愜意。我在那段期間的照片，大概每三到四張就有一張穿著吊帶褲。那很奇怪，但我本來就很奇怪。在這張照片上，我弟喬爾對我使出空手道的踢腿動作，而我忙著躲他的小腳。他從以前到現在都精力充沛。我們差三歲，感情很好，直到現在都還很親。我們是可愛的小孩。在我身上見到這種赤裸裸的喜悅讓我心碎，我願意不計一切代價換回那份自由。

我八歲的時候，弟弟小麥克出生了。自此以後，我們的所有照片都是三個人合照，通常抱成一團，要不然就是手牽手望著照相機。

我寫得越多，越迷失在書本之中。我閱讀每一本能夠到手的書，其中最喜歡的就是《草原上的小木屋》（*Little House on the Prairie*）系列。我很喜歡在和我相隔如此遙遠的年代，蘿拉．英格斯（Laura Ingalls）——一個來自大草原的尋常女孩——可以過著尋常而不平凡的生活。我喜歡書中的種種細節——爸爸帶著甜美的橘子回家、在雪中用楓糖製作糖果、英格斯家的姊妹情深，以及蘿拉的「小不點」綽號。隨著英格斯一家的姊妹逐漸長大，我喜歡看蘿拉跟妮莉．奧莉森互相較勁，也喜歡看她對日後的丈夫阿爾曼佐．懷爾德暗送秋波。我屏息讀著他們婚後開墾農場的頭幾年是如何捱過耕作以及撫養女兒蘿絲的種種試煉。我想擁有那樣的伴侶，我的真愛；我想擁有那樣的感情，既可以獨立自主，又同時被愛、被照顧。

過了《草原上的小木屋》階段之後，我開始讀茱蒂．布倫（Judy Blume）的每一部作品。我對性愛的認識，主要來自她的小說《永遠》（*Forever*），有好多年時間，我以為所有男人都把他們的老二叫做「那話兒」。我閱讀冒險犯難的女孩在加州淘金，並且從篷車隊的磨難與考驗中存活下來的故事。我深深沉迷於潔西卡和伊莉莎白兩姊妹在加州田園小鎮甜蜜谷（Sweet Valley）發生的愛恨情仇。我閱讀《愛拉與穴熊族》（*Clan of the Cave Bear*），得知性愛遠比《永遠》裡年輕笨拙的凱薩琳和麥克所顯示的更有趣。我不停地讀啊讀，想像力無限延伸。

我在數不清的照片上穿著裙子或洋裝；那時我很女孩子氣，留著梳理整齊的長髮、佩戴首飾，一整個漂亮小公主的模樣。我一直以為自己是個男人婆，因為我是家裡唯一的女孩。有時候，我們試圖說服自己相信不實的事，以便重新塑造過去，讓現在看起來更加合理。當我凝視這些照片，不難看出儘管我很喜歡跟弟弟打打鬧鬧、玩泥巴之類的，但我並不完全是個男人婆，並不真的如此。

我玩美國大兵玩偶，在我們家隔壁的空地蓋堡壘，跑到社區邊上的樹林狂歡作樂，全都因為弟弟們是我的玩伴。絕大多數時間，除了從書裡找到的至交之外，兩個弟弟就是我最好的朋友。我們三個相處融洽，只除了鬥嘴的時候。噢，我們可會鬥嘴了，尤其是弟弟喬爾和我。爭吵的內容什麼都有，卻也空洞得很，然後我們言歸於好，一起惹麻煩。小弟麥克年紀比我們小多了，通常只能乖乖配合我們惡作劇。假如他不當共犯，就會變成被我們鬧著玩的欺負對象。像有一次，我們叫他坐進洗衣籃從樓梯滑到地下室去，或者拿塑膠蜘蛛嚇他，或者更狠，完全不理會他可憐巴巴想跟我們玩的模樣。不知道為什麼，儘管經歷這一切，他仍然崇拜我們，而喬爾和我因為他的熱切崇拜而得意洋洋。

這些童年相簿裡的照片，是我還快樂、完整的時代的產物。它們證明了我曾經漂亮，有時候還很甜美。在你眼前所見的底下，還存在著一個熱愛女孩子玩意兒的漂亮女孩。

在這些相片中，我的年紀越來越大，笑容越來越少。我還是很漂亮。十二歲那年，我停止穿裙子、佩戴首飾，或者花心思設計髮型，頂多梳個髻或綁個馬尾。我還是很漂亮。幾年之後，我會剪掉頭髮，開始穿太寬鬆的男性服飾。我沒那麼漂亮了。在這些照片中，我瞪著相機，看起來很空洞。我是個空洞。

11

輪到說自己的故事，我不知道要如何談論強暴和性侵。比較簡單的說法是：「發生了一件可怕的事」。

發生了一件可怕的事，這件可怕的事情粉碎了我。但願我能就這樣點到為止，不過這是我的身體回憶錄，我必須告訴你我的身體遭遇了什麼。我當時年紀很輕，沒把自己的身體看成一回事，然後我明白了女孩子的身體有可能發生怎樣可怕的事，一切都改變了。

發生了一件可怕的事，但願我能就這樣點到為止，因為身為一個作家兼女性，我不希望被我生命中最可怕的遭遇所定義。我不希望我的個性被那樣子消費。我不希望我的作品被那件可怕的事情消費或定義。

然而在此同時，我也不想保持沉默。我不能沉默。我不想假裝我身上從來沒發生過什麼可怕的事；我不想背負我獨自背負了太多年的種種秘密。我沒辦法繼續這樣下去。

如果我必須分享我的故事，我想照自己的方法，並且免除日後無可避免的關注。我不要同情或欣賞或忠告。我並不勇敢或壯烈；我並不堅強；我並不特別。我是一個女人，經歷了不計其數的女人經歷過的事。我是倖存下來的受害者。情況有可能更糟，有可能糟上許多，這樣的故事簡直稀鬆平常；那就是最重要、甚至可說滑稽的地方。我希望透過分享我的故事，透過和那些分享了故事的男男女女共同發聲，能讓更多人對性侵害所引發的痛苦和深遠遺毒懷抱著適當的畏懼。

我的創作經常繞過我身上發生的事，因為比起回想那一天、回想為那天鋪墊的每一件事、回想事發後的一切，那樣比較容易。比起面對自己、面對就算我什麼都明白卻仍忍不住自責，那樣比較容易。即便到了現在，我不僅為當初發生的事感到內疚，也為我在事後的應對、我的沉默、我的暴飲暴食，以及身體後來演變成的模樣而感到內疚。我的創作繞過我身上發生的事，因為我不想被迫為自己辯解。我不想被迫應付事情曝光後的恐怖。我想，我稱得上是個窩囊、膽小而懦弱的人。

我的創作繞過我身上發生的事，因為我不希望家人的腦子裡出現這些可怕畫面。我不希望家人知道我所承受然後保守了二十五年的秘密。我不希望我的愛人凝望我的時候，只看到我被攻擊的那一刻。我不希望他們把我想得太脆弱；我比我受的毀滅更強大。我不希望在他們——或任何人——眼裡，除了我生命中最可怕的遭遇之外，我什麼都不是。我想保護我愛的人；我想保護我自己。我的故事是屬於我的，而在大多數日子裡，我希望能埋葬那個故事，埋在深深的地方，好讓我得到解脫。但是。三十年過去了，說不上來為什麼，我還是得不到解脫。

我的創作常常繞過我的故事，儘管如此，我仍持續書寫。我分享故事的某些部分，而這樣的分享匯聚成一樁更有意義的事——擁有同樣痛苦故事的人的集體證詞。那是我的選擇。

我們不見得懂得如何聆聽任何一種暴力故事，因為你很難接受暴力的單純並不亞於它的複雜；你很難接受你可以愛一個傷害你的人、你可以待在傷害你的人身邊、你可以被愛你的人所傷、你可以被陌生人所傷、你可以被那麼多可怕而親密的方式所傷。

我也如實分享我在故事中扮演的角色，因為我相信分享暴力事件的始末是很重要的。我不情願分享我個人的暴力經歷，但那段歷史深深滲透在我這個人、以及我的創作內容和方式之中。它吐露出我如何行走於這個世界、我如何愛人並允許自己被愛。它吐露了一切。

使用「攻擊」或「暴力」或「事件」這類不帶感情的語言比較容易，強過開門見山地述說：我在十二歲那年，被我所愛的男孩和他的一群朋友輪暴。

十二歲那年，我遭到強暴。

遭到強暴多年以後，我告訴自己事情已經「過去了」。這句話只有部分正確。就許多方面而言，過去依然和我如影隨形。過去寫在了我的身體上，我每天都背負著它。有時候，過去彷彿會要了我的命。那是非常沉重的負荷。

在我個人的暴力歷史中，有一個男孩。我愛過他。他的名字是克里斯多佛。那不是他的真名，你懂的。我在樹林裡一棟廢棄的狩獵小屋，被克里斯多佛和他的好幾個朋友強暴；在那裡，除了那些男孩之外，沒有人聽得到我尖叫。

不過在那之前，克里斯多佛和我是朋友，或至少看似朋友。上學的時候，他會對我視若無睹，但放學後我們會一起玩，我們會做他想做的任何事情。他總是掌控著我們的相處時間。事實上，他對我很壞，而我認為我應該慶幸，因為他居然願意費事對我很壞，居然願意費事跟我這樣的女孩在一起。在十二歲的年紀，我毫無理由如此自卑，我毫無理由讓自己受到如此惡劣對待。反正事情發生了。那令人椎心的真相，是我仍掙扎著尋求解脫的一大部分。

那男孩和我騎車進入樹林，騎到了那棟小屋，那個噁心的、被人遺忘的、青少年聚在一起沒幹什麼好事的地方。他的朋友在等我們。我們站在小屋裡，克里斯多佛開始對他們吹噓他曾經和我做過的事，私密的事，我困窘得無地自容，因為我是個乖巧的天主教女孩，而克里斯多佛和我做了我們不應該做的事，我原本就已覺得非常罪過。

我被搞糊塗了，因為我不明白他為什麼對朋友說出我從未對任何人說的事，我以為那是我們的祕密，是讓他愛我或至少把我留在身邊的秘密。克里斯多佛的話把他的朋友弄得非常興奮，他們滿臉通紅，笑聲粗啞。他們在我身邊說話的時候，我覺得自己縮得越來越小。我很害怕，儘管我不認得在我身上流竄的那股奇怪能量。

一發現自己身陷險境時，我確實曾試圖逃跑，但是徒勞無益。我救不了自己。

克里斯多佛當著他哈哈大笑的朋友面前把我推倒，那麼多具比我更巨大的身體。我是如此害怕、困窘和迷惑。我傷了心，因為我愛他，以為他也愛我，然後突然間我躺在那裡，攤在他的朋友面前。我在他們眼中不是個女孩。我是一件物品，是他們可以隨意拿來取樂的一團肉和一副女孩骨架。克里斯多佛壓在我身上的時候，沒脫掉他的衣服。這個細節在我心裡縈繞不去，他壓根兒不把即將對我做的事情當成一回事。他只是拉開牛仔褲拉鍊，跪在我的雙腿間，硬把自己插進我的身體。其他男孩盯著我瞧，色瞇瞇的，在一旁鼓譟。我閉上眼睛，因為我不想看見他們，我不想接受眼前發生的事。做為一個備受呵護、乖巧的天主教女孩，眼前發生的事讓我難以理解。不過我理解疼痛，尖銳而直接的疼痛，無路可逃的疼痛。在我想要丟下身體任由那些男孩擺布、自己躲到某個安全地方的時候，疼痛把我扣在了自己的身體裡。

我哀求克里斯多福停下來。我告訴他，只要他願意停止這一切，我什麼都聽他的。但是他不肯停。他沒有看我。克里斯多福花了很長時間，起碼感覺很長，因為我不希望他在我裡面。但是我的想法根本無關緊要。

克里斯多福結束以後，就跟剛剛壓住我的手的男孩換位子。我努力抵抗，但我的抵抗只引來那些男孩大笑，徒勞無功。那個朋友壓住我，他的嘴唇油亮亮的，啤酒的氣味噴在我臉上。直到今天，我都無法忍受別人嘴裡吐出的啤酒氣味。我以為那些男孩的重量會把我碾碎。

我已經很痠疼了。克里斯多福拒絕看我。他只是壓著我的手腕，朝我的臉吐口水。我當時告訴自己，現在仍這樣告訴自己：他純粹想在朋友面前耍帥罷了。我告訴自己他不是故意的。他笑了。那幾個男孩全都強暴了我。他們想看看自己有多大能耐。我是一個玩具，被他們肆意玩弄。最後，我停止尖叫，停止掙扎，停止抵抗。我停止禱告，也停止相信上帝會來救我。但我無法停止疼痛，痛苦一直都在。他們暫停了一會兒。我縮成一團，全身顫抖。我無法動彈，無法相信剛剛發生的事。我的故事形諸筆墨之際，我簡直完全沒有理解的能力。

我不記得他們的名字。除了克里斯多佛之外，我對其他人的印象非常模糊。他們是一群男孩，還沒長大成男人，卻已經懂得以男人的方法傷人。我記得他們的氣味、他們臉上的稜角、他們身體的重量、他們濃烈的汗臭、他們驚人的四肢力量。我記得他們玩得很盡興、笑得很開心。我記得他們對我只存有輕蔑。他們做出我一直無法啟齒、也永遠無法啟齒的事。我不知道怎麼說，也不想學會那些詞彙。我有一段暴力經歷，但這段經歷的公開紀錄將永遠無法完整齊全。

事情結束之後，我推著腳踏車回家，裝成爸爸媽媽認識的那個女兒，那個好女孩，每一門功課都成績優異的好學生。我不知道我怎麼瞞得住這件事，但我知道怎樣當個好女孩，我猜那天晚上，我把那個角色扮演得特別出色。

後來，那些男孩把事情在學校裡傳開了，更確切地說，一個讓我在學年結束前一直頂著「蕩婦」之名的故事版本在學校裡傳開了。我立刻明白我的故事版本無關緊要，所以我隱瞞故事真相，想辦法頂著這個新名號活下去。「他說／她說」就是那麼多受害者（或倖存者，如果你偏好這個用詞）不願意站出來說明真相的原因。「他說」通常更具有份量，所以我們只能嚥下事實真相。我們嚥下真相，而真相往往變得酸腐不堪，流膿似的在我們身上蔓延開來。真相化成了憂鬱或毒癮或執念，或以某種生理症狀宣告出她原本可以說、需要說卻不能說的話。

一天天過去，我越來越憎恨自己、越來越唾棄自己。我無法擺脫他，也無法擺脫那些男孩對我做的事。我可以聞到他們的氣味，感受到他們的嘴巴、他們的舌頭、他們的手，以及他們毛茸茸的身體和粗糙的皮膚。我無法停止聽到他們對我說的可怕的話。他們的聲音無時無刻在我腦海中縈繞不去。憎恨自己變得跟呼吸一樣自然。

那些男孩對待我的方式，彷彿我毫無價值，於是我變得毫無價值。

12

我的人生可以分成事前和事後。事發之後，我變得破碎、疲憊而沉默。我成了行屍走肉。我很害怕。我背負這個秘密，而且從靈魂深處知道那些男孩對我做的事情必須保密。我不能洩露我的羞愧和屈辱。我很噁心，因為我讓自己遭遇噁心的事。我不是女孩，而是個失格的人。我不再是個好女孩，我會下地獄。

我十二歲，然而一夕之間，我不再是個孩子，我不再感覺自由或幸福或安全，我變得越來越退縮。真要說我命好的話，那就是我們常因爸爸的工作而搬家。被強暴後的那年暑假，我們搬到另一州，我可以恢復我的名字，沒有人知道我是樹林裡的那個女孩。我仍然沒有朋友，也不打算交朋友，因為我們怎麼可能有任何共同之處呢？我不敢讓周圍的孩子暴露在我的真實面貌之下。我閱讀，痴迷地閱讀。在校車上看書的時候，同學們會奚落我，偶爾他們會搶走我的書扔來扔去，而我無助地揮舞雙手，只想拿回自己的書。閱讀讓我遺忘，我可以飛到世界上任何地方，就是不必在八年級、孤獨地緊守著我的秘密。我常說閱讀和寫作救了我一命；我說的是真的。

在家裡，我試著扮演爸媽心目中的好女孩，但演得精疲力盡。有好幾次，我想告訴他們事情出了差錯，我想告訴他們我的內心漸漸死去，但我說不出口。我找不到方法克服恐懼，不知道他們會怎麼說、怎麼做、怎麼看我。沉默越久，恐懼就越擴大，直到讓其餘一切相形見絀。我不能讓爸媽看見我變成了什麼樣的人或什麼東西，因為他們會覺得噁心，會把我像垃圾一樣丟掉；我是個垃圾，我自己心知肚明。這樣一來，我不僅一無是處，還會一無所有。我的生活容不下那個真相。

現在，我知道我錯了，我的爸媽會支持我、幫助我、替我討回公道。他們會讓我明白該羞愧的人不是我。遺憾的是，我提心吊膽的沉默時光已無法挽回。我無法告訴那個孤單害怕的十二歲女孩她被人深深愛著、無條件地愛著，但是，噢，我多想告訴她。我多想安慰她，多想把她從後續的命運中解救出來。

我扮演了好女孩、好女兒和好學生的角色。儘管我不相信上帝，還是會乖乖上教堂。罪惡感啃噬著我。我不再相信上帝，因為如果真有上帝，祂肯定會把我從克里斯多福和樹林中那些男孩的手中解救出來。我不再相信上帝，因為我犯了罪，我先前甚至不知道有可能以這種方式犯下罪孽。這樣的罪切斷了我與生命中每一件重要事情——我的家庭、我的信仰、我自己——的聯繫，讓人感覺孤單又害怕。

我獨自守著秘密，假扮成另一種女孩。為了生存，我試著遺忘那段遭遇、那些男孩、他們的口臭，以及奪走我的身體、把我從裡到外徹底毀滅的那幾雙手。

13

在這件可怕的事情發生之前，我已經漸漸失去我的身體。我太年輕，跟一個知道太多、欲求太多的男孩有一段可悲的交往假象。我也有太多欲求，但他和我要的是截然不同的東西。克里斯多佛想要利用我；而我想要他愛我，我想要他填補寂寞，想要他減輕我格格不入、總是站在局外往內窺探的痛苦。剛認識他的時候，我們家才剛剛搬到這個地區。

我的心裡以前有（現在也有？）一處空虛，一個寂寞的洞穴，我這一生都在試圖填補它。如果那個男孩可以減輕我的寂寞，我願意付出一切。我想要感覺他和我彼此相屬，可是每次的相處和分開之後，我的感覺卻恰恰相反。儘管如此，我依然深深被他吸引。

當時（以及後來持續好幾年），我沉湎於《甜蜜谷高中》（*Sweet Valley High*）系列小說。我如飢似渴地閱讀，因為我完全不像伊莉莎白和潔西卡，甚至不像伊妮・羅琳斯。我永遠不會跟泰德・威爾金斯（帥氣的籃球隊隊長）或布魯斯・派特曼（甜谷的英俊富家壞小子）這樣的男孩約會。不過當我閱讀這些故事，我可以假裝自己可能擁有一個更美好的生活，可以歸屬於某個地方，任何地方，可以擁有朋友、英俊的男朋友，以及對我瞭若指掌、充滿愛的家庭。在更美好的生活裡，我可以假裝我是個好女孩。

在我們這個花木扶疏的郊區地段，英俊又有好人緣的男孩克里斯多福就是屬於我的甜蜜谷高中片段。當然，這事不能洩露出去，因為他在學校裡永遠對我不理不睬，但我知道、也告訴自己那樣便已足夠。後來好多好多年時間，我不斷告訴自己，情人之間最低限度的理會便已足夠。

我們會在他的房裡消磨時間，瀏覽被他哥哥翻爛的《花花公子》和《好色客》（*Hustler*）雜誌。我研究這些裸女，她們多半是年輕的金髮白人女孩，身材苗條，皮膚緊緻。她們的身體看起來很陌生、很不真實。我知道我不該注視這些一絲不掛的放蕩女人，但是我無法挪開視線。這些女人顯然讓他很興奮，引發了他的性趣。即便那個時候，我就已經知道自己跟她們沒有任何相似之處。我並不真的想跟這些女人一樣，但我希望他想要我，希望他像盯著雜誌那樣盯著我瞧。他從來沒有，並且用他自己的方式為了我沒有也不會有的模樣而懲罰我。他因為我太年輕、太天真、太愛慕他、太逆來順受而懲罰我。

遠在他和他的朋友強暴我之前，我在他眼中就只是個物件。他想要嘗試新鮮事，而我格外順從。我不知道怎樣拒絕，我從未想過拒絕。我告訴自己，這是被他所愛，或者（假如我誠實面對自己）被他忍受，所需要付出的代價。像我這樣一個女孩——柔順、受盡保護、毫無價值而且迫切渴望他的注意——根本不敢企求更多。我心知肚明。

我無法開口詳述在我破碎之前他對我做的那些事情。太難受、太屈辱了。但我們每一次犯下新的罪行，我就失去更多身體。「不」這個字越來越難說出口，我離原本那個好女孩越來越遠。我不再照鏡子，因為鏡中的影像只會讓我感到罪惡與羞愧。

然後就是樹林裡那可怕的一天。我終於說了「不」，但那什麼都稱不上。這是讓我最害怕的地方。我的「不」無關緊要。但願我能告訴你，我從此不再跟克里斯多福說話，但我沒有。那或許是我最羞恥的一點。在他對我所做的一切之後，我還回頭找他，允許他繼續利用我，直到我們幾個月後搬家。我允許他繼續利用我，因為經過樹林裡的事，我不知道我還能怎麼辦。或者，我允許他繼續利用我，因為經過樹林裡的事，我覺得自己毫無價值，不配得到更好的待遇。

在那之後，我留下了烙印。男人可以嗅出我已經失去我的身體，他們可以利用我的身體，而我不會拒絕，因為我知道我的拒絕無關緊要。他們在我身上嗅到了訊息，然後佔我的便宜，不放過任何機會。

14

我不曉得我是怎麼想到向食物求助的。或者其實我心裡明白。我既孤單又害怕，而食物帶給我立即的滿足。在我需要安慰而且不懂得向愛我的人求助時，食物帶給我慰藉。食物很美味，讓我覺得好過一些。食物是我伸手可及的事物。

變胖以前，我有健康的飲食態度。媽媽雖然對烹飪興趣缺缺，卻對家人懷抱著強烈的熱情。小時候，她總會替我們準備健康、均衡的餐點，全家一起坐在餐桌上用餐。沒有一頓飯是在電視機前或廚房流理台上匆匆解決的。我們小孩子熱切說著學校作業，例如用輕木做成的吊橋，或者用小蘇打做的火山。我們聊著自己的成就，例如一張漂亮的成績單（這是一定要的），或者在足球賽中射門得分。快吃完飯的時候，弟弟和我會鬥起嘴來，通常是爭論輪到誰洗碗。我的爸媽——海地移民——說起我們似懂非懂的事，例如我們的美國鄰居，或者爸爸最新的工程項目。我們談論世界上正在發生的大事，也談論我們自己的理想。我理所當然地以為所有家庭都是這樣地聚在一起，自成一座島嶼，廚房餐桌就是我們的太陽，我們繞著它運轉。

媽媽為全家煮的食物還過得去，但比不上我們為了凝聚彼此而投注的心血。爸媽總是對弟弟和我表現出極大的興趣，對我們的幼稚想法提出深刻的問題，敦促我們展現出最好的一面。如果我們受到輕視，他們會替我們生氣。只要我們得到一點點光榮，他們就喜不自勝。我知道自己屬於他們，他們也屬於我。好多個夜裡，我都抱著滿懷的喜悅沉沉睡去。

即便我變得越來越退縮，我的家人仍以這種親密而堅定的方法維持堅強和團結。我敢肯定爸媽注意到了我的變化；接下來二十年或更長的時間，他們仍持續關注著我、為我操心。但他們不知道怎麼跟我談，我也沒給他們機會。每次他們嘗試這麼做，我就岔開話題，拒絕抓住他們拋給我的救生索。保密越久，我就越堅持守口如瓶、越呵護我的沉默。

15

我唯一所知生存於這個世界的方法，就是做為一名海地裔美國人、海地的女兒。海地的女兒是個好女孩，謙恭有禮、好學而勤勉，絕不會忘記她的文化傳承。弟弟和我經常被提醒，我們來自西半球第一個自由的黑人國家，不論我們跌得多深，到了緊要關頭，我們就會逆勢而起。

海地人熱愛從我們的島上來的食物，卻斜眼看待暴飲暴食，我猜這是源於海地太常為人所知、卻知道得太狹隘的貧窮。當你生在海地家庭卻體重過重，你的身體就成了家族的事。每個人——包括兄弟姊妹、爸爸媽媽、姑姑阿姨、叔伯舅舅、爺爺奶奶和表姊表弟——都有自己的意見、指責或忠告。他們的出發點是好的。我們愛得很用力，那樣的愛躲都躲不掉。從我十三歲起，我的家人就對我的身體極度上心。

媽媽待在家裡照顧兩個弟弟和我；她沒有教我烹飪，我也懶得學，我只喜歡在廚房門口看她替大家準備餐點——她執行這項任務的效率總讓我瞠目結舌。她會專心到皺起眉頭；她可以閒聊一兩句，但是如果某件事情需要她注意，她就會靜默不語，彷彿整個世界都要塌了下來。她不喜歡分享廚房空間，也不要人幫忙。她總是戴著乳膠手套，跟醫生一樣——為了避免汙染，她說。大家都知道她洗肉或洗蔬果的時候，會在水裡加一滴高樂氏漂白水。她一用完砧板或碗盤就會立刻刷洗。若不是爐灶上不斷飄出香氣，你絕對看不出來我媽媽是在煮飯。

我的整個童年，媽媽會變出奇特的食物組合——一天晚上是從《貝蒂克勞克食譜》（*Betty Crocker Cookbook*）或《廚藝之樂》（*The Joy of Cooking*）學來的美國菜，隔天晚上則是海地美食。我印象最深、最喜歡的幾道菜是海地菜：豆子、炸香蕉配紅米飯和黑米飯；格里奧（griyo），也就是用血橙醃過、搭配小洋蔥燒烤的豬肉；以及海地式的起司通心粉——每一道菜都配上醬汁（一種以番茄為基底，加上百里香、胡椒和洋蔥的醬汁）以及辣的醃漬蔬菜，通通採用原始食材從頭做起。這就是媽媽表達感情的方法。

我媽媽不信任加工食品或速食，所以我很少吃別人視為理所當然的食物——懶人微波餐、波亞迪主廚快餐（chef Boyardee）、卡夫起司通心粉。她走在時代風氣之先。她的堅定立場把弟弟和我氣得抓狂，因為我們的美國朋友都可以吃含糖早餐穀片之類的神奇食物，並且拿奇多（cheetos）、趣多多（Chips Ahoy）和小戴比蛋糕（Little Debbie Snack Cakes）當點心。「水果就是點心。」媽媽會這麼告訴我們。我發誓等我長大，家裡要拿裝滿M&M's巧克力的玻璃碗當裝飾品；她笑了。

我們漸漸長大，媽媽的管教越來越鬆。等到小弟出生，垃圾食品已經衝破我家的周邊防線，不過仍有節制，完全吻合爸媽的個性。

16

十三歲那年，我進了寄宿學校。我的整段童年，為了追隨父親和他成功的土木工程師生涯，我們經常搬家。他興建隧道——科羅拉多的艾森豪隧道、紐約和華府的地鐵線，以及波士頓的排水口計畫。弟弟和我到工地找他時，爸爸會替我們戴上安全帽，領著我們走進又深又黑的地底，讓我們看看他是如何名符其實地改變這個世界。他們的總公司在奧馬哈，但是他的單位每次一有新的工程，他就會被派到外地，而我們就得離開一兩年——伊利諾、科羅拉多、紐澤西、維吉尼亞——然後再回到奧馬哈。我開始研究寄宿學校，以便在同一所中學讀完四年。我承認，當時我也醉心於愛蜜莉．切斯（Emily Chase）的《坎比大樓的女孩》（*The Girls of Canby Hall*）系列小說；我可以跟來自愛荷華的雪莉．海德一樣，像離了水的魚那般彆扭，卻仍跟新室友建立一輩子的友誼，一起在完美的新英格蘭校園展開一段年輕的冒險。

然後我遭到強暴，必須假扮成另一個人，而我最渴望的莫過於逃跑。不用說，上寄宿學校是中上階層女孩的遁逃方法。如果我到外地上高中，就不必裝成天真無邪、少不更事的好女孩。我大可以做我已成為的那個毫無價值的人，不必多加解釋。我可以繼續絕望地緊緊抓住我的秘密、我的罪惡和我的羞恥。

由於我非常害羞和矜持，也由於童年不斷搬家，我拋下的只有我的家人。我沒有會讓我惦記的朋友，也沒有多年來特別想就讀的某間地方高中。我甚至不知道到了我可以念高中時，要是爸爸再度調職，我們會住在哪裡。我只有十三歲，但離家竟是如此意想不到的簡單決定。

我不知道上高中之前的那幾年，爸爸媽媽在我身上注意到了什麼。搬家以後，我不必再到所有人叫我蕩婦的學校上課。然而卻有新的折磨、新的霸凌，讓我更渴望逃跑、逃跑、逃跑，離我自己越遠越好。我申請多家寄宿學校，全都申請上了，其中羅倫斯威爾（Lawrenceville）接受我入學，讓我成為該校男女混校之後的第一屆女學生，不過想到要跟那麼多男生一起上學，我就受不了。我最後選擇埃克塞特（Exeter），因為表姊克洛汀娜剛剛從那裡畢業，她看起來還好，學校看起來也還好；除此之外，爸爸媽媽也喜歡這所學校的名聲。在那麼小的年紀，進入全國、甚至全球最菁英、最昂貴的高中就讀，對我而言再天經地義不過；能夠逃跑是唯一重要的事。

到了寄宿學校就沒有人管了；我對我塞進身體的東西，失去了一切虛假的控制。突然之間，眼前有五花八門的食物任君選擇。學生餐廳是隨意吃到飽的狂歡派對。當然，菜色通常很差——濕濕臭臭的，符合所有大鍋菜的特色——但份量很多。還有一個沙拉吧。還有花生果醬三明治。還有早餐穀片。還有無限暢飲的汽水機。還有各式各樣的甜點選擇。還有燒烤鋪——校園裡的小吃店；只花幾塊錢，我就可以吃到漢堡、薯條配上一杯咖啡冰沙。還有市中心的便利商店，我可以買到超大型的潛水艇三明治。然後還有伍爾沃斯超市（Woolworth），那裡有真正的快餐櫃台，我可以叫披薩，三十分鐘之內就會送到宿舍房間，我可以自己一個人吃得精光。沒有人會阻止我如此赤裸裸且毫無顧忌地放縱自己。能夠這樣肆無忌憚地狂吃，那份自由是我在高中生涯唯一擁有的真正樂趣。

我得到無限量的食物，而我縱情享受，什麼都不放過。我縱情於隨時隨地想吃什麼就吃什麼的自由，沉醉在咬下鹹鹹的薯條時，熱氣一下子竄進嘴巴的喜悅。我沉醉在熱披薩的起司融化在嘴裡又熱又滑的感覺，以及咖啡冰沙厚實的冰甜口感。我渴望那份樂趣，並且盡情放縱自己。

我嚥下我的秘密，讓我的身體膨脹、爆炸。我找到方法隱藏在眾目睽睽之下，也找到方法填補那個永遠無法滿足的飢餓——但願停止傷痛的渴望。我讓自己變胖、讓自己變得更安全。我在自己和任何膽敢接近我的人之間劃下一條分明的界線；我在自己和家人之間劃下了界線。我和他們互相歸屬卻不相連。

進入寄宿學校，也搖撼了我對世界的理解。我成長於中產階級，後來更晉升到中上階級，不過在埃克塞特，我遇到的學生來自累積了幾代財富、聲望及／或罵名的家族，他們是政治世家、好萊塢名流和工業王朝的子女。我原本以為我認識財富，直到進入寄宿學校，我才見識到財富的真正模樣。我見識到有些人錢多得花不完，根本不把亂花錢當一回事；他們對不具備同樣特權的人興趣缺缺。我並不覺得自己不如人。不論多麼迷惘，我都知道自己擁有愛與福氣。不過，這些有錢同學傲慢的生活態度和享用不盡的錢財，讓我簡直難以忍受。

由於我是個家境不錯的黑人學生，而且偏偏來自內布拉斯加州，白人學生不太清楚該拿我怎麼辦。我是個怪胎，不符合黑人在他們心中的既定形象。他們認定所有黑人學生都來自窮困的家庭，住在城裡的窮人區。他們認定來埃克塞特唸書的黑人學生，都要依靠助學津貼和白人的捐款。大多數黑人學生只是勉強接受我進入他們的社交圈，因為我也不符合黑人在他們心中的既定形象。我是海地裔美國人，跟他們沒有同樣的文化背景。沒有幾個同學和我有任何共通之處。做為一個不善交際的害羞女孩，我的寂寞甚至變得更決絕。食物不僅是安慰；食物也是我的朋友，因為它隨時都在，而且吃東西的時候，我不需要裝成另一個人。

當我在感恩節期間第一次放假回家，爸爸媽媽大吃一驚，彷彿我變了一個人似的；或許對他們來說，我確實變了一個人。他們直愣愣地望著我，視線卻穿越我的身體。我在短短兩個半月裡至少胖了三十磅，突然變得非常圓潤，臉頰、肚子和大腿前所未有的豐滿。還穿得下的衣服，縫線都快綳開了。爸媽逼我去看醫生，而醫生寬厚地宣布我只是開始發育，身體出現了許多變化。他似乎不怎麼擔心，很可能把我的發福歸因於第一次離家遠行。爸爸媽媽不知所措，但他們緊張得不得了，立刻把我的身體視為某種危機。他們試著幫助我，卻不明白這樣的早期發福只是個開端，我的身體日後會演變成一大問題。他們對問題的根源一無所知，也完全不知道我決心把身體變成我需要它變成的模樣——一座安全的港灣，而不是那艘背叛了我的脆弱小船。

17

高中頭兩年，我不停吃啊吃，越來越迷失。我一無是處地進入高中，然後變得更加一無是處。只有跟爸媽講電話或放假回家時，我才需要假扮成原來那個女孩。其他時候，我不知道自己是誰。我多半感覺麻木，格格不入。我試著成為作家，試著忘記那段遭遇，試著忘記滲進我肌理的那些男孩，試著忘記他們怎麼笑我、怎麼一邊摧殘我一邊放聲大笑。

我不太記得高中生活，但是過去幾年，隨著我在文壇提高了知名度，我開始接到高中同學捎來的音訊。奇怪的是，他們全都清清楚楚記得我。他們透過電子郵件、臉書或在活動中找到我，並且急切地問我是否也記得他們。他們聊起往日軼事在我聽來似乎很有意思，不像我記憶中那樣令人難以忍受。我不想解釋別人的記憶，也不想統一他們和我的記憶。我不知道我在高中變得伶牙俐齒。我很安靜，但只要我有意，我可以用言語傷人。

閒暇時，我寫很多關於年輕女孩受到惡棍男孩或男人折辱的陰暗暴力的故事。我無法向人傾訴我的遭遇，所以用一千種不同的方法書寫同一個故事。能夠用文字表達我無法大聲說出的話，感覺很解氣。我失去了聲音，但擁有文字。我的一位英文老師──瑞克斯．麥金──從我的故事看出了一點兒端倪，他說我是塊作家的料，叮嚀我每天寫一點東西。我現在知道，每天寫一點東西是許多老師會給的寫作忠告，但我非常看重麥金老師，彷彿他的話是金科玉律，於是我每天書寫，至今不輟。

麥金老師為我所做的事情當中，最重要的莫過於陪我走進學校的輔導中心。他察覺我需要幫助，於是帶我前往可以得到幫助的地方。我不會說我從輔導中心得到安慰或救贖，因為我沒有。我還沒準備好。最初幾次會談的輔導員是男的，經驗很恐怖。我坐在椅子邊緣，眼睛盯著大門，規劃著所有可能的逃逸路線。我不想在關著門的房間跟任何男人單獨相處，更別提陌生人。我知道會出什麼事。不過儘管如此，我還是不斷接受輔導，或許是因為麥金老師囑咐我這麼做，或許是因為某部分的我知道自己需要幫助，而我如此渴望得到幫助。

18

我在學校拚命吃啊吃，等到放假回家就上演節食戲碼（並且繼續偷偷吃著我真正想吃的所有東西）。一直到長大成人，我都過著這樣的雙面飲食生活，甚至延續到今日。爸媽想弄清楚我為什麼胖了那麼多，但我沒有可以跟他們分享的答案。高一升高二那年暑假，他們規定我吃醫師監控的流質飲食。我每天喝五杯又濃稠又噁心的奶昔。當然，我減掉了一些體重——四十磅，說不定還更多。爸媽很高興我的身體恢復了控制。我回到學校，同學們欣賞我的新體態，他們誇獎我，想跟我玩在一起。那是我頭一次發現減肥——毋寧說苗條——是一種社交貨幣。我在這樣的注目之下喪失了新學到的隱身術，這讓我害怕，像個青少年那樣怕得半死。

高二上學期開學不久，我失去了我在暑假掙得的貨幣。不到幾星期，我又開始大吃大喝，戒慎恐懼地消除掉前一個暑假創造的進步。剛剛削尖的臉又鼓起來了，肚子被褲腰勒緊，胸部瘋狂地脹大，因為我不僅增加許多體重，也進入了青春期。我仍然抱著希望，或許，我的寄宿學校生活能和《坎比大樓的女孩》一樣，跟宿舍裡的女孩子打成一片，每個老師都喜歡我。那從來不是我的經驗。

孤獨和我常相左右。我沒有什麼朋友。我很彆扭，跟僅有的朋友相處時總是適應不良，而且大多數時候，我確定他們只是出於憐憫而忍受我。我經常說錯話。我捏造了一個男朋友——X先生；此刻，我不知道哪件事更難為情——是我替虛構人物編了這麼個奇怪的假名，還是我壓根不該胡亂瞎掰一個名字。我連替想像的夢中情人取個可信的名字都不會。後來，我社交圈裡的女孩發現我對X先生的描述是以她們某個人的男朋友為雛型，你可以想像，這實在尷尬透頂，而她們沒打算讓我忘記。我沒有流行品味，不知道怎麼梳理頭髮，不知道如何當個正常女孩。我不知道如何當個人。那是一段悲哀的時期，每天都被失望壓垮或受盡屈辱。

後來，高二那年秋天，我的腹部開始出現劇烈疼痛。我痛到夜裡睡不著覺，流著眼淚透不過氣，孤伶伶地躺在宿舍房間，離家好遠好遠。我去醫務室，那地方出了名的兩光，醫護人員一遍又一遍地問我有沒有可能懷孕。在他們心裡，那是青少女最有可能染上的毛病。我沒有懷孕，但他們沒興趣進一步檢查。他們一次次打發我離開，似乎不把我的話當一回事。醫學界對女人的疼痛通常都不怎麼當一回事。

一天夜裡，我爬到同樓層的舍監門口；高一那年，這個女人曾在比手畫腳的遊戲中模仿我，她伸長雙臂搖搖晃晃走來走去，直到有人猜出我的名字。當她終於醒來應門，我冒著冷汗，渾身黏糊糊的。校警把我送到當地醫院，醫生發現我長了膽結石。我打電話回家，心裡很害怕。爸爸讓我不要擔心，還叫我閉上眼睛，他一早就會抵達。我聽了他的話，等我醒來時他已經到了。他向來就是這樣的父親。我動了緊急手術取出膽結石。事實證明，暑假期間的高蛋白飲食對我的膽囊沒什麼好處。我在病房住了大約十天，留下一道邪惡的新疤痕，一碰就痛。

復原過程中我持續疼痛，沒多久，醫生發現外科醫師留下幾顆膽結石沒清乾淨——那麼小的東西造成了那麼大的痛苦。我連忙被送到波士頓的麻省總醫院；那是我第一次搭救護車。我再度感到害怕，卻也感到刺激，像個不知死亡為何物的孩子。這一次爸媽都來了，他們為我的健康著急不已，直到我的病情出現起色。沒多久，我重回學校。我因為生病而掉了一些體重，所以再一次，我必須努力讓我的身體變得更大、更大、更大且更安全。

19

我在高中階段持續接受輔導，雖然我多半只是坐在輔導室裡拉長了臉不發一語。我沒有太大進步，但在這所要求苛刻的學校裡，那是我可以暫時逃離成績壓力的地方。我可以逃離那個沒人緣、侷促不安、寂寞得半死的青少年。我可以逃離那個令人失望的女兒。

後來，我被指派了一位女性輔導員，她送給我一本由艾倫·貝絲（Ellen Bass）和蘿拉·戴維斯（Laura Davis）寫的書，書名為《錯不在你》（*The Courage to Heal*）。我一開始恨透了這本書，因為它附了一個「練習本」，還有我沒辦法認真看待的許多煽情練習。書中的詞藻太華麗，並且充斥讓我起疑的種種定論。

書中採納的許多理論如今都已被推翻，不過那時候，當我如此害怕、破碎，《錯不在你》賦予了我描述那段遭遇的詞彙。我需要這本書的程度，跟我痛恨書中鼓勵的種種幼稚練習不相上下。我學會了什麼叫做受害者和倖存者和創傷，得知人們有可能走出創傷。我得知自己並不孤單。我得知遭到強暴不是我的錯，而儘管我對書中的話並未照單全收，但得知這些觀念與真理的存在是很重要的。我不覺得我在慢慢癒合，也不覺得自己有可能像書中的癒合者那樣重生，但我確實覺得至少有一張藍圖，只要照著走，我有可能走到相信自己可以癒合的境地。我需要那份支援與希望，即便我無法想像自己有朝一日能夠再度變得完整。

20

有一個地方可以讓我忘記自己也忘記痛苦，那就是戲劇社。上高中那幾年，我中了劇場的毒，愛上了技術劇場（technical theater）——任何一場演出都不可或缺的種種幕後工作。當我在後台幹活，我新長出來的腰身無關緊要，我的靦腆無關緊要，我可以在觀眾不知情的情況下成為某件事情的一份子。

我參與的第一部戲，是我高一那年的《異形奇花》（*Little Shop of Horrors*）。我在音控室工作，負責管理音響提示。我跟英俊、年輕的延畢學生（也就是五年級學長）麥可成了好朋友，他扮演在結尾出場的那株巨大植物。學年結束之前，麥可邀請我參加他的畢業舞會，搭上在波士頓港繞行的遊輪。他對我很好，除了友誼之外別無所求。一個年輕人也可以親切仁慈；這是我始料未及的事。

做為劇場怪咖，我學會製作景片，或運用繃緊的畫布畫出節目所需的任何布景。我學會設計音效、懸掛燈光、忍受漫長的技術排練。我走在瀰漫著霉味的服裝間尋覓某件戲服，並且幫忙找到或製作特定節目所需的道具。在幽暗且灰濛濛的劇場裡，我是個有用的人。我有能力。人們交辦任務，我完成使命。我可以全心投入手上的工作，忘記樹林裡的男孩以及他們對我的身體所做的事。

我得以看著話劇或音樂劇一點一滴成形。不論什麼節目，我就愛這份熱鬧，以及一干演員耍著把戲，成功假裝自己遠非單純的高中學生。我們的老師——尾上雪伍太太和貝特曼先生——都很性格，而且熱愛劇場；我們這群劇場怪咖全被他們迷得七葷八素。貝特曼老師最有名的就是拿著裝了健怡可樂混伏特加的酒杯走來走去。他的頭快禿了，但僅剩的幾根頭髮完全不聽使喚，總是翹來翹去。他最愛穿黑色套頭衫。我在一九九二年畢業，不久後，他因為持有兒童色情照並且將照片流出外州而遭定罪，被判處五年徒刑。尾上雪伍老師有一頭又長又捲的濃密頭髮，她的身材嬌小，但其他方面都很高大。她無法容忍胡鬧，我們許多人既怕她，又渴望得到她的注意。

演出的晚上，我通常擔任舞台工作人員，穿著一身黑衣，成為讓表演順利進行的無形機器的一環。我知道每一齣戲的每一句台詞；其他劇場怪咖對戲劇的執迷跟我不相上下，我們找到辦法一邊玩樂一邊施展小小的魔法。高中很可怕，但在劇場，我們為彼此創造出我們可以融入的環境，每次幾個小時。

21

高二結束後的暑假，我參加了金士蒙特夏令營；這是一個減重和健身訓練營，座落在麻州波克夏的叢山之間，風景如畫。傳單把這裡寫成了世外桃源，令人神往，所以我當下判定不可輕信這樣的宣傳手法。爸媽把我送到金士蒙特好幾個星期，為了解決我的身體問題再次努力。在這件事情上，我沒有置喙的餘地，因為他們已決心用上所有方法幫助我減肥。況且我早就學到教訓，說「不」只是白費力氣，所以我二話不說去了夏令營。

我討厭夏令營和野外，尤其討厭樹林。學員住的小木屋頂多只能以「樸素」來形容，並且位於陡峭的山頂；要想回到小木屋，只能乖乖爬山。反正我們也很少待在屋裡，因為訓練營發狠地要我們「享受」戶外生活。輔導員安排各式各樣讓人疲於奔命的活動，用意是讓我們做完運動還糊里糊塗地沒察覺自己做了運動。起碼算盤是這麼打的。我覺得自己無時無刻不在運動，簡直惡夢一場——原野踏青、游泳、團隊運動，當然，還有晚飯後以及我每次落了東西在屋裡就不得不然的痛苦爬山。吃飯前要先秤重，一天三餐外加一頓點心，我們吃的是噁心的營養食物（大量烤雞肉和清蒸花椰菜，以及被沖淡了味道的尋常美食，例如披薩和漢堡），目的是進一步促進減重。我清清楚楚記得果凍的供應量多得變態。

我再次減輕體重，不過身為較年長的學員，我也跟輔導員玩在一起，他們大多只比我們大個三、四歲。到了晚上，等年紀較小的學員上床以後，我們會圍著小木屋後方的營火鬼混。以這種微不足道的方式融入一個群體、感覺自己違反了規則，帶給我一股隱隱約約的刺激。

一回到真實生活、回到爸媽家裡，我立刻把學到的心得全都拋到九霄雲外，減掉的體重反彈回來，而且胖得更多。我在金士蒙特夏令營學會的本事，唯一維持下來的就是抽菸，因為輔導員讓我們分享他們的菸。抽菸即將成為我用十八年時間用心培育的習慣。抽菸感覺很棒，總帶給我一陣陶然。抽菸也讓我覺得自己很酷，而我知道自己非常、非常不酷。我喜歡抽菸的種種儀式。當年，我非常投入抽菸的表面功夫。我買了一個芝寶牌打火機，隨時裝滿了打火油，我喜歡把打火機抵著大腿啪地彈開蓋子再關起來，彷彿神經抽動一樣。

我一開始抽的是維珍妮涼菸，我們戲稱為「陰道黏液」＊。後來改抽紅色萬寶路，

＊ 維珍妮涼菸（Virginia Slims）與陰道黏液（Vagina Slimes）諧音。

然後是萬寶路淡菸，最後才固定抽硬盒的駱駝牌淡菸；那是我的香菸首選。每次打開新的一盒菸，我會用掌心輕輕拍打盒蓋，把菸草填實，然後撕開塑膠膜和裡頭的錫箔紙。我會把一根香菸拿出來倒插回去，掏出另一根來抽。我確定這套儀式是跟某個營隊輔導員學來的。

我喜歡在飯後、早上剛起床，以及臨睡之前來一根菸。高中時期，我得背著老師偷偷抽菸，所以我會在下課時間走到城中心，躲在河濱的店鋪後頭，一邊抽菸一邊凝望汙濁的埃克塞特河。在河岸的那些寧靜時刻，坐在砂礫和泥土上，身邊圍繞著被丟棄的菸屁股、啤酒罐以及天曉得還有什麼東西，讓我覺得自己是個叛逆小子。我喜歡那種感覺，喜歡覺得自己是個有意思的人，足以去打破規則、去相信那些規則並不適用於我。

和大多數癮君子一樣，我設計了一套縝密作法來應付可能對我這個習慣皺眉頭的人——也就是我的爸媽——以藏匿證據。我身上通常會放著各種薄荷糖和口香糖之類的口氣芳清香劑。如果在車上，我會一邊開車一邊搖下所有車窗，試著說服自己這樣就能吹散身上的菸味。

沒多久，我就養成一天一包的菸癮。可想而知，爬樓梯會讓我的肺部疼痛，有時我會把自己咳醒，我的衣服全都散發著陳年菸味，這個習慣的花費也變得極其昂貴；不過我很酷，而我願意作出一些犧牲，讓我至少能在一個小地方看起來很酷。

22

事發之後，我求助於食物，但還有其他複雜的因素。我向來缺乏運動細胞，就連身材苗條的時候也不例外。我是在郊區長大的孩子，所以爸爸媽媽替我和弟弟報名了各式各樣的體育活動。他們倆都是體育健將，但儘管我乖乖出席每次的練習，卻從未在任何運動上出類拔萃。

踢足球的時候，我是守門員。直到今天，我的家人仍津津樂道我在比賽中途跑到門柱附近坐下來摘蒲公英的往事。我不記得這件事，但並不意外自己對比賽興趣缺缺。花朵很漂亮，足球比賽則漫長而沉悶，尤其當踢球的是一群搞不清楚比賽規則和戰略的孩子。

在壘球隊上，我擔任捕手，但我很怕球，怕它以如此強大的力量和速度朝我飛過來。我會想盡辦法躲球，而這完全無法幫助我打好那個守備位置。我也沒興趣在壘包之間跑來跑去。我理想中的球賽，是我負責打擊，另一個人替我跑壘，而輪到敵方打擊的時候，我永遠不必上場。

有一段時間，我也打籃球，但我那時還沒長高——我到青春期快結束才突然抽高——所以我不具備先天優勢。而且不論投籃、防守或場上的任何一項活動，我通通不在行。同樣的，我也沒興趣在籃球場上跑來跑去。球衣穿起來不好看。我最喜歡的位置是記分員。我非常擅長在有人得分的時候翻計分牌。

在學校，我們打躲避球和繩球。我們參加總統盃體能挑戰賽，跑步項目我幾乎年年墊底——一英里跑起來跟馬拉松沒什麼兩樣。體育是高中課程中重要且必修的一環，這對我而言並不理想。我參加划船，但恨透了我們那艘嘎嘎作響的平底船。我打曲棍球，但更有興趣的是把球棍拿來當成武器。對我來說，袋棍球（lacrosse）根本毫無道理可言。冰上曲棍球是一場惡夢——花太多時間待在冰冷的氣溫下，試圖用兩道窄窄的刀片維持平衡；這種運動基本上是在冰上玩足球，只不過使用的是一小塊圓盤和笨拙的曲棍球棍。我很快斷定我對運動過敏，至今仍堅守這項結論。

不過，我游泳游得還不錯。我喜歡水，喜歡在水中活動的自由，感覺很輕盈。我喜歡我的身體能夠在水中完成陸地上做不到的事。我甚至喜歡消毒水的味道。我一度打破五十碼自由式的校內紀錄。澄清一點：那是六年級的事，不過至今回想起來，仍不免湧上一股小小的成就感，因為靠著我的肌肉和我的肺部，我在水中又能幹又強壯又自由。

兩個弟弟的運動天賦遠比我強，他們倆都踢足球，大弟後來甚至在職業球隊踢了好幾年。我羨慕他們對體育活動、對運動天賦顯而易見的享受，但我從未妄想和他們一樣。我一直是個矛盾的女人。從以前到現在，我真正熱愛的是書本、寫作和做白日夢。運動無非浪費時間，只會耽誤我做真正想做的事情。

23

整個高中階段，我敷衍了事地在學校扮演好學生、跟爸媽講電話的時候扮演好女兒，而我的心靈卻持續裂成碎片。一年年過去，我越來越唾棄自己。我相信遭到強暴是我的錯，是我活該，像我這麼一個可悲的女孩，只配遇到樹林裡那種事。我睡得越來越少，因為只要一閉上眼睛，我就可以感覺男孩的身體輾壓著我那副女孩的身體、傷害著我那副女孩的身體。在夢裡，我聞得到他們的汗臭和嘴裡的啤酒味，重複經歷他們對我所做的每一件可怕的事。我會氣喘吁吁地醒來，驚恐萬狀，接下來的漫漫長夜只能盯著天花板，或者看書看到靈魂出竅、脫離我的生活，進入一個更美好的世界。我的閱讀選擇毫無邏輯可言：我大量閱讀能帶領我暫時逃離現實的湯姆·克蘭西（Tom Clancy）和克萊夫·卡斯勒（Clive Cussler）的作品、隨處可得的禾林（Harlequin）愛情小說，以及學校圖書館裡的隨便什麼書。

白天，我去上課，這是自成一格的另一種遁逃。埃克塞特的課業很嚴格，比我日後在大學上的課繁重得多。我熱愛上學。建築課上，我們必須建造能讓雞蛋從屋頂安全垂降到地面的容器，但只能使用保麗龍和橡皮筋之類的材料。英語課上，每一個高年級生（也就是這世界上其他人口中的「高三學生」）必須寫一篇「特約記者」報告——一項深入的寫作計畫，我們必須研究並採訪資料來源，全心全意投入自己感興趣的議題。當時我想當醫生，這是海地父母認同的職業之一，所以我撰文介紹住在我們家隔壁的外科醫生。他耐心回答我的問題，還讓我利用春假期間觀摩一場手術。撰寫特約記者報告時，我覺得自己遠比一個蹩腳的高中學生更了不起。

我的成績優異。那是我們家的家教：要優秀、絕對不能不求長進。B是很差的成績，如果拿到A-，我就還有進步空間。於是我力求進步，永遠做到最好。我向來非常在乎功課，原因很多，其中最大的原因就是求表現的壓力，以及知道自己至少能掌握功課所感到的快慰。我會讀書、會背書，而且擅長把複雜的事情抽絲剝繭，只要這件事情跟我本人無關。我也知道爸媽為了我的教育花了多少錢，所以我不能失敗。我不能又多出一個方面讓他們失望。某種程度上，我需要覺得自己配得上他們的期待。

我跟自己的身體越來越疏離，繼續吃得太多，不斷變胖。只有在爸媽強迫我或囉嗦到我受不了的時候，我才會馬馬虎虎地嘗試減肥。我不在乎變胖。我想變胖、變得巨大，我想讓男人對我視而不見，想變得安全。高中四年期間，我大概胖了一百二十磅。我的獅子卡（學校的貨幣制度）累積了驚人的帳單；我在燒烤鋪買了好多吃的，也在學校書店亂買東西，因為吃東西或亂花錢會讓我瞬間湧上一股慰藉。

亂花錢的時候，我或許也是在跟周圍的富家子弟較勁。他們有自己的美國運通卡，週末可以到波士頓揮霍無度，或者趁放假到歐洲或亞斯本（Aspen）*體驗異國風情。爸媽會拿帳單質問我、氣我浪費錢、想知道我的每一分錢都花到哪裡去了。但他們真正想得到的答案是我變成了什麼樣的人，為什麼和他們自以為認識的那個女孩判若天淵？我沒有答案可以給他們。我對自己厭惡至極，因為我的遭遇，因為我讓自己變得那麼胖，因為我沒有能力像個正常人一樣，也因為我讓爸媽大失所望。

我仍然不遺餘力地決心成為有史以來最怪的戲劇怪咖。高中最後一年，幾個朋友和我合作編寫並製作了一齣有關性暴力的戲劇。這些年來，我們默默分享了彼此曾經歷的攻擊。爸媽在首演之夜來捧場，後來當我在大廳找到他們，他們的臉上寫滿了困惑。他們問我，我怎麼想得出來這種事情？那是我告訴他們事實真相的大好機會，但是我聳聳肩不置可否，繼續緊緊守住我的秘密。

等到該決定上哪所大學的時候，我知道我得竭盡所能讓爸媽開心，以補償我作為這麼一個人、這麼一個令人失望的女兒。我盡責地申請學校，大部分是常春藤聯盟學校，外加紐約大學。我獲准進入每一所大學，只除了布朗大學——這是我（顯然）永遠忘不掉的汙點。我從學校郵局接到耶魯的入學許可，周圍有許多同樣急於得知前途命運的準畢業生。我打開信封，縱容心裡湧上一股驕傲。一個白人男孩站在我附近，會打袋棍球的哪種傢伙。他被他首選的學校拒絕了。他一臉不屑地看著我。「平權法案」，他冷笑著說，顯然嚥不下這個苦澀的事實：我——一個黑人女孩——居然辦得到他所辦不到的事。

如果我必須上大學——身為海地的女兒，我必須上大學——我想進紐約大學；他們有很棒的戲劇課程。遺憾的是，爸媽堅信紐約的花花世界會讓我分心，而且唸戲劇系也太不切實際、太荒唐了。對於我的夢想的最後致命一擊，是他們擔心那個城市太過危險；這樣的擔心讓我很受挫，完全洩了氣，因為我知道危險其實蟄伏在哪裡——在精心

＊亞斯本（Aspen）是位於美國科羅拉多州的小鎮，為頗受名流歡迎的滑雪度假勝地。

打理的高級郊區後面的樹林裡、在好家庭出身的好男孩手上。

儘管我非常想唸紐約大學，我更想喘一口氣、更想得到機會平息腦中的種種雜音。我問爸媽我能不能休學一年，因為我知道我快要撐不住這個假象。我整個人一團糟，幾乎崩潰，但我的請求遭到拒絕。在高中和大學之間休學一年不是一個好女孩該做的事。我從沒想過對於我被拒絕的事，我還有選擇的權利。

我最後決定進耶魯，因為他們也有很棒的戲劇課程，我想參加耶魯戲劇社，跟茱蒂・福斯特（Jodie Foster）一樣。紐黑文離紐約只有一小時車程，我告訴自己，我可以在週末進城去玩。當然，覺得自己被逼著進入一所常春藤盟校、全世界最傑出的大學之一，確實有點奇怪，不過我是個怪裡怪氣的青少年，而且還背負著我的秘密、我的創傷。我沒有能力正視我的福氣，沒有能力看清楚我對自己的福氣多麼不以為意。

24

高中畢業後的秋天，爸媽開車送我到紐黑文，幫忙我搬進大一新鮮人住的老校區宿舍。我住在五樓的一間四人房，沒有電梯，跟另外三個年輕女孩同寢室。我見到室友，相當親切的女孩，我跟她們應該合得來。爸爸送我一張小型的藍色雙人沙發，讓我放在客廳；他跟另一個爸爸一起把沙發搬上五層樓來。媽媽幫我的床鋪上全新的床單，陪我一起整理行李。他們返回內布拉斯加之前，我們一起上館子吃晚飯；他們已經再度搬回老家。一切似乎正常得很。分手之際，他們祝福我，並且鼓勵我解決我的問題——當然是指我的體重問題；然後我再次獨立生活。

我毫不懷疑爸媽很害怕把我丟進另一所學校。他們上一次這麼做，我增加了驚人的體重。我相信他們很煩惱大學裡會發生的事，害怕我會變得更胖。他們不擔心我會喝酒或吸毒，因為他們對我選擇的罪惡已了然於心。不過，他們深信教育的重要性，我想，他們希望我稍微懂得自保之道，希望我會擁抱我得到的機會而下定決心變瘦，以便更像其他女孩、變得嬌小一點，因而成為更好的人。

由於有過寄宿學校的經驗，頭一兩年的校園生活，我沒有一般人上大學會遭遇的成長的煩惱。我知道怎樣在校園裡照顧自己，或至少知道怎樣製造出好好照顧自己的假象。

但我陷入了掙扎，情節遠比高中時期嚴重許多。我交了一些朋友，但沒有一個人可以讓我敞開心扉。我變得非常懶散，因為受到的管教比以前少得多，而且還有比以前更多的誘惑以及消磨時間的方法。康乃狄克州的紐黑文市是跟新罕布夏州埃克塞特市截然不同的城市，更大、更都市化、人口更多元。校園內外都有好多美食——我喜歡去阿提克斯，這是一家書店複合式餐廳，有美味的沙拉和三明治。我經常蹺課，等我進了教室，總是聽得一頭霧水。生物老師告訴我們，他的使命是從注定當醫生的學生當中剔除魚目混珠的人。我被很有效率地剔除了，因為功課實在繁重得誇張，要做很多實驗、寫很多功課和報告，而且必須遵照嚴格的規定。微積分三的數學極其複雜且深奧，幾乎帶有娛樂效果；教授說的簡直是另一種語言。

我在兩年內三度轉系，從醫學院預科到生物到建築再到英語。在此同時，我大部分時間都泡在劇場裡，就像在高中時期那樣。我從未厭倦在幕後默默負責，製造出壯觀的劇場效果。

我日以繼夜待在耶魯戲劇社和校園各個系所（或宿舍或其他地方）的劇場後台。我搭舞台、畫景片、操作音板，懸掛燈光。有一次，我陪著指導老師到麻省的一所私立學校製作鐵絲網，要用在《西城故事》的最後幾幕。我曾替一齣小型的學校話劇設計舞台，也曾在實驗劇場擔任技術總監。在劇場工作時，我可以忘記學校、忘記家人、忘記我的悲慘。不論在後台、道具間或在貓道＊上，總有做不完的事，而我有本事完成任務。做個有用的人真令人身心舒暢。

＊ 貓道是指架構在大型建物（如工廠、劇場、倉庫等室內場館）的上方或屋頂，方便工作人員施工維修而搭建的便道。

25

十九歲那年夏天開啟了我的迷失年代，而我的迷失年代，則從網際網路發端。大二結束，我跟一個朋友搬進一間小公寓，就在一家雜貨專賣店的樓上。我們的交情並不特別深，但一開始我們相處愉快，足以相信兩人可以相安無事地住在一起。

剛進大學時，爸媽送給我一台電腦，一台附帶數據機的麥金塔 LCII。這台電腦和數據機照理是要幫助我讀書的，但事實上，我用它們上電子布告欄、聊天室和 IRC（一種老式的交談系統，有數千個頻道，充斥著只想飆飆粗話的寂寞人士），跟全世界各個角落的陌生人交流。

清醒的時間，我多半在網路上跟陌生人聊天。我不必是我自己眼中那個肥胖、夜不成眠、沒有朋友的失敗者。我沉溺於匿名的世界，沉溺於享受我高興怎麼呈現自己就怎麼呈現自己的能力。七年來，我頭一次感覺自己可以跟別人交流，而我在交流中迷失了自己。線上世界提供了一種非常特別的、讓人迫切渴求的刺激。

整個高中階段，我完全沒有值得一提的愛情生活。我太笨拙、太醜腆、太狼狽，沒辦法約會。由於我的膚色、體型以及我全然不在意自己的外表，學校裡的男生對我視若無睹。讀了那麼多書以後，我內心深處是浪漫的，但我對浪漫故事的渴望，是一種非常理智、非常超然的渴望。我喜歡幻想男孩子邀我出去、跟我約會、親吻我，但我不想真正跟男孩獨處，因為男孩會傷害我。

在網路上跟男人攀談，讓我可以享受浪漫、愛、情慾和性的遐想，同時保持身體的安全。我可以假裝自己苗條、性感而自信。

我找到性侵犯與性虐待倖存者論壇，在這裡，我發現自己並不孤單，和我閱讀《錯不在你》時的感受一樣。從線上論壇，我發現許多女孩以及某些男孩都曾遭遇那些可怕的事情。我發現不論我的秘密多麼不堪，許多人心裡藏著更不堪的秘密。

在 IRC 聊天室，我跟皮繩愉虐（BDSM）社群的人交談，我學會了什麼是安全、理智且兩廂情願的性接觸。雙方進行權力交換，但你可以打安全暗號，在你不想繼續進行的時候喊停。我得知人們能接受正確的拒絕；這樣的認知很強大，讓人陶醉。我渴望知道更多有關安全拒絕方法的資訊。

對於樹林裡發生的事，我現在擁有比較豐富的詞彙了。十二歲那年，我不具備這類詞彙。我只知道那些男孩強迫我跟他們性交，以我不知道女孩身體可以被利用的方式利用了我的身體。多虧了書本以及治療以及我在線上新交的朋友，我現在更清楚地知道有一種東西叫做強暴；我知道當女人說不，男人應該聽從，並且停下他們的行動；我知道被強暴不是我的錯。擁有這些新詞彙讓我的心底隱隱悸動，但就許多方面而言，我不覺得這些詞彙適用於我。我受損得太嚴重、太脆弱，不值得救贖。知道這些真理是一回事，但要衷心相信真理，卻沒那麼容易。

26

大三開學前幾個星期，我消失了。我沒對任何人透露我的行蹤。我沒通知越來越受不了我、也越來越有理由受不了我古怪行為的室友；我沒通知朋友，甚至沒通知父母。我飛到舊金山，因為我透過網路布告欄認識了一名四十多歲的男子；我們互有……好感。此生，我第一次覺得有人要我，雖然我並不真的想要這個男人，但有人要我便已足夠。儘管我應該更理智一點，卻仍將我的身體暴露於危險之中，不過我當時一心只想拋開我熟知的生活。我緊緊抓住唯一的出路。

就我惹的種種麻煩來說，我非常幸運。這位大叔雖然奇怪，卻很善良。他從不傷害我，也從不勉強我做我不願意做的事。他照顧我，還介紹我認識其他奇怪而善良的人；他們接納真實的我——年輕、迷失而且混亂得完全不成人樣——從不占我便宜。我們去舊金山參加派對，和我在網路上聊了幾個月的許多網友見面。他在鼎沸的人聲中邀請我去亞利桑納州的斯科茨代爾（Scottsdale），那是鳳凰城的市郊；他住在那裡。我不想回到我的生活，我沒辦法回去。所以我沒回去。

我沒有錢，只有幾天份的換洗衣物。所有愛我的人都不知道我的去向。我很興奮，無拘無束，因為我不再需要為了父母或其他人扮演常春藤盟校的好女孩。

我在鳳凰城待了將近一年。我失去了理智，甚至沒有費神把自己拼湊回來。我只是隨心所欲，做了我長期扮演的好女孩絕對想不到會做的事。我不再需要扮演優等生，或者一個在乎成績的女孩，或者好女兒，或者隨便什麼乖巧的角色。徹底切割從前的生活後，我可以擁有全新的開始。我可以重新塑造自己。我可以嘗試不久前還覺得不可思議的風險。我可以徹底扯開長久以來我和家人及我所知的每件事情之間越來越大的裂縫。

我在鳳凰城市中心一家電話性服務公司上大夜班，跟一群同樣迷失的女孩一起工作。我多半坐在小隔間裡，一邊玩著填字遊戲，一邊跟寂寞的男人聊天；這些男人要的無非就是幻想有個女人願意聆聽他們說個十分鐘，或者一兩個鐘頭。清晨四點左右是我們的午休時間，我們會到對街的「玩具盒裡的傑克」速食店買油膩膩的噁心食物。我很胖，而且繼續把自己吃得更胖；我跟男人聊天，而不必被男人觸碰身體。下班後我會回家，有時也邀請同事來玩。我們坐在這個男人家的游泳池畔戴上太陽眼鏡呼呼大睡，任憑亞利桑納的驕陽灼傷我們的肌膚。

有一天，帶我來亞利桑納的男人教我用裝了蠟彈的槍進行射擊。手握著槍的感覺和扣板機的力道，讓我興奮不已，即便子彈打的是無生命的目標，只發出悶悶的碰撞聲響。

我想過拿槍瞄準那些傷害過我的男孩。我想過拿槍瞄準我自己。

我在迷失年代所做的選擇多半不太明智；我很莽撞。我不在乎我的身體，因為我的身體毫無價值。我讓男人對我的身體做出可怕的事情；他們通常如此。我讓他們傷害我，因為我原本就受了傷。所以，我其實是在找人完成原本已經開了頭的事。

沒有底線、無所畏懼；這是我在社交圈建立起來的名聲。其中一項是真的。

我跟陌生人回家。一個男人邀我去他家，我們躺在床上，他太太就睡在床邊地上，地板上還灑滿了貓砂。我記得隔天早晨，我赤腳溜出去走到電話亭、打電話麻煩跟我住在一起的男人來接我的時候，貓砂在我的腳丫子底下嘎吱作響。我開始跟女人約會，因為我天真地以為跟女人在一起很安全。我以為女人比較好懂。

我在那個男人的家裡住了一兩個月，後來才找到一間公寓，跟一對夫妻當室友。他們拿了我的房錢，卻從未繳交租金。搬進去幾個月後，當我們突然被房東掃地出門，我是唯一感到震驚的人。

爸媽最後終於找到我，我想，他們請了徵信社幫忙。我從沒開口問。他們叫我弟弟小麥克打電話給我；不知怎麼的，他們知道我不會掛家中寶貝的電話。我們暫時恢復了聯繫。爸爸到我的紐黑文公寓打包，為我不負責任地棄室友於不顧而想盡辦法彌補。恢復聯繫之後，爸爸替我寄來一些私人物品、付清帳單，而且儘管我做了那麼多足以斷絕父女關係的事，他還是為我張開羽翼。

然後一切都結束了。我回到家，看見公寓門上貼著驅逐通知。跟我同住的那對夫妻手忙腳亂地打包行李，彷彿一切再合理不過。我驚慌失措，因為在我仍然相對衣食無缺、養尊處優的生活中，從不知道還會有這種事。我一邊崩潰大哭，一邊把家當塞進行李箱，交給一個朋友。我琢磨各種選項，但不想回家。我還沒準備好。我用僅剩的錢買了一張機票到明尼亞波里斯（Minneapolis）。我在凜冽的嚴冬飛到明尼蘇達州，投靠我的一位女性網友。往後這將成為固定模式——在線上結交情人。一開始是因為這樣似乎安全一點，我可以享受性愛，而不必真正發生性行為。後來，隨著我越來越胖，我希望靠著這種方法交朋友，我可以先用個性迷倒他們，然後才向他們揭露我的巨大身體。我以為明尼蘇達州的那個女孩是我此生的真愛——往後這也將成為一種固定模式。兩星期後，我明白她畢竟不是我此生的真愛。她是個陌生人，而我一無所有；沒有錢，沒地方住，沒有工作。我崩潰了，於是打電話給爸媽。爸爸叫我去明尼亞波里斯機場，一張機票已在那裡等著我。他再次為我展開父親的羽翼。

爸爸媽媽歡迎我回家，儘管他們沒有義務這麼做，儘管他們焦急得發狂。他們滿腹疑惑、怒氣和傷痛，而我愛莫能助。我不能告訴他們真相，不能解釋我為什麼不斷變胖；我不知道怎樣才能讓他們少失望一點。儘管如此，我知道我有家可回，我有一個永遠歡迎我、愛我的家。

我仍然一團混亂，成天待在房間裡玩電腦，我的數據機佔據了電話線，給家裡人造成很大的困擾。與其想辦法把生活拉回正軌，或面對這些自以為瞭解我的人，我寧可在虛擬世界裡迷失自己。我依然破碎不堪，而我喜歡索性接受事情全都出了錯、無法矯正的感覺。不必勉強自己進行偽裝，這樣的感覺真好。

27

在奧馬哈老家過了幾個月神經緊繃的生活後，我搬到約五十哩外的林肯市。我想獨立、想擁有自己的「空間」、想覺得自己是個大人，儘管我的行為根本不像個大人。我二十歲，有時卻覺得自己十二歲，有時覺得像二十歲，有時又覺得像一百歲。我一無所知，卻以為自己無所不知。

這間公寓（當然是靠爸媽資助）只有一個房間，外加一個小廚房和陽台；我總在陽台上盡情抽菸。

我經常回爸媽家，從媽媽的儲物櫃拿衛生紙和日用品，替自己補貨。我們之間的裂痕還沒弭平，但我知道我擁有一個家，一如既往。我的崩潰是一種資金充裕的崩潰。儘管我為許多事情飢渴，卻從來沒有餓過肚子。為了至少養活自己，我打了好幾份零工——成人錄影帶店的店員、電話推銷員、蓋洛普（Gallup）民意調查員、學貸公司的貸款整合員。我很快明白，沒有大學文憑，我永遠只能打零工賺取最低工資。

我得到耶魯的復學許可，但回到紐黑文的想法讓我難以承受。我滿二十一歲了，為了慶祝生日，我買了六罐裝的可樂娜啤酒，儘管我討厭啤酒的味道和臭氣。當天稍晚，一個偶爾和我約會玩玩的女人打電話過來，我提起那天是我生日，而我孤伶伶地坐在公寓裡，只有冒著水珠的半打廉價啤酒相伴。她提出一起去狂歡的建議，我甚至不記得最後我們幹了些什麼。後來，我透過佛蒙特大學的短期實習計畫取得學位；這所學校當時隸屬於諾威奇大學——位於佛蒙特州的一所軍校。我不停寫作、寫作、寫作。

我極度渴望成為一名作家，所以報考了內布拉斯加大學林肯分校的創意寫作碩士班。我晚上打工，白天上學。我總是手頭拮据，但這跟窮是兩回事。我有一張安全網，我心知肚明；雖然經常得靠泡麵果腹，但我在充滿飢渴之際，卻從未餓肚子。我幾乎不睡覺，因為在睡夢中我不得不正視自己、正視我的過去。我被可怕的惡夢折磨，這些惡夢毋寧說是一種記憶，關於那些男孩、樹林，以及我的身體被無情摧殘的記憶。

在學校裡，我選修了有關維多利亞文學、文化理論及後殖民主義的課程，也參加寫作研習班。有別於寫作研習班給人的刻板印象，班上同學對我的作品給予出乎意料的好評。我擔任系辦文學雜誌《草原篷車》（*Prairie Schooner*）的助理編輯，主要負責閱讀來函——每星期好幾百封來自和我一樣亟欲被發掘的作家投稿。我就是在那裡學到，要衡量自己作為作家的立足點，最好的辦法就是替文學雜誌打工。我們收到各式各樣的稿件，人們投遞日記、對貓的歌頌、一部小說或詩集，全都精心印製，塞進牛皮紙袋。許多稿件來自和我一樣寂寞的囚犯，他們在獄中找到自己的聲音，渴望被聽見。我仔細閱讀每位作家的自薦信，他們似乎都樂於分享生命中的大小事。

晚上回到家，我通常直接打開電腦書寫一個又一個故事，內容多半是關於女人及她們的創傷，因為我只想得出這種辦法來排解傷痛。我時常瀏覽性侵倖存者的討論群組或聊天室。雖然我無法對現實生活裡的任何人訴說我的遭遇，卻能在網際網路上對陌生人傾訴。我寫部落格，記錄生活中的瑣事，我想我是期望被看到和聽到。我熱愛並渴望在網路上遨遊的自由，那可以忘卻我的生活和我的身體。我不停吃啊吃，但我吃的食物除了份量之外，幾乎沒有任何記憶亮點。我吃得漫不經心，只為了填補身上裂開的傷口，或者說，「試圖」填補身上裂開的傷口。然而，就算吃得再多，我依舊傷痛，依舊害怕那些我無法逃脫的記憶。我設法集結這些短篇故事作為我的論文，標題為《世界真小》，並且順利完成口試，然後畢了業。我對未來毫無頭緒，所以在學校裡找了份工作，負責撰寫工學院的文稿。我努力滿足人們對我期待，有時候，我真的非常非常努力。

28

在工學院工作久了以後，我意識到，當我說我夢想靠寫作維生，我或許應該把這句話的含意說得更明確一些。不過雖然如此，我照樣每天書寫。我有自己的辦公室和一台電腦，我可以在電腦上玩撲克牌接龍、寫自己的東西。我寫的多半是學術研究文章——我一無所知而教授們迫不急待向我解釋的東西——例如機器人建築設備、可以在太空中使用的氣凝膠、生化恐怖攻擊的防衛、RFID（無線射頻識別）晶片的創新用途等等。

這份工作還不賴，絕對是我至今做過最好的工作；而且儘管收入微薄，卻也是我至今做過薪水最高的工作。我有一位不吝於鼓勵人的上司康斯坦斯，他幫助我成為更優秀的撰稿人。我學會使用 Adobe 創意套裝軟體，也和大學部的工學院學生合作，指導他們編纂系上的刊物。

我會坐在教授研究室聆聽教授們拿研究高談闊論，然後心裡想著，他們做的事我通通做得到。當然，我有點自以為是，但我當時每天工作十小時，永遠在為別人作嫁。我羨慕教授職涯所享有的自由，一星期上兩三堂課，自己安排時間，而且收入頗豐。我想過上那樣的生活。唸碩士班期間，我一直有攻讀博士的打算，不過我原本的計畫是要攻讀創意寫作博士，撰寫一本有關海地裔美國人的偉大小說，然後取得教職，安度餘生。

後來，基於工作所需，我參加了全國黑人工程師協會年會，負責坐鎮工學院的招生櫃台。年會期間，一直坐在走道對面櫃檯的女人貝蒂跟我聊起她服務的學校——密西根理工大學——以及他們的技術通信系有多麼傑出。我從來沒聽過密西根理工，也肯定自己會留在內布拉斯加大學林肯分校。不過年會結束之後，貝蒂跟我保持聯繫，並且頑強地持續遊說。然後，我以為我正在交往的女人在情人節當天發了一封電子郵件跟我分手，一夕之間，我只想離林肯市越遠越好。我申請了密西根理工，獲得入學許可，他們還開出我無法拒絕的條件——足以媲美我的薪水的獎學金、教書的機會、學費減免，以及一份不怎麼樣的醫療保險。

那年夏天，我搬到密西根州的漢考克，一無所悉地進入一所我從未聽聞的學校，攻讀全然陌生的領域。弟弟小麥克也轉學到密西根理工大學來陪我。開車進城的瞬間，我們都意識到自己不明就裡地陷進一個未知的未來。密西根上半島非常偏僻，我們開了好幾個鐘頭的車，雙線鄉間公路被綠蔭濃密的大樹襯映得十分狹長。薄暮之中，野鹿無所不在，我們小心翼翼地緩慢前行。我的房東太太住在她和已故丈夫經營的乾洗店樓上；當我們到來時，她站在門緊的紗門後頭，我和弟弟則站在外面門廊。她盯著我瞧：「妳在電話上聽起來不像有色人種的女孩。」那年我三十歲。

29

研究所和智性生活具有某種撫慰人心的力量。我的身體無關緊要，因為我是在學校裡上課和學習。我學著一邊唸書，一邊教課。我的生活擔負著非常明確的職責，而那幾乎耗盡了我的所有注意力、時間和力氣。

但我無法忘記我的身體，我無法擺脫它。我不知道如何遺忘我的身體，而外頭的世界總是不斷提醒著我。

第一天教書正好是星期一，我在上課前驚恐得吐了。不過，我怕的倒不是教書本身。我負責教大一作文。儘管課堂管理向來是一大挑戰，但我有信心向學生傳授寫作的基本要領，教他們寫出鏗鏘有力的文章。我害怕的是我的長相，以及他們會對我有什麼看法。我擔心他們會不喜歡我，會嘲笑、挖苦我的體重；我一直覺得自己如此不討人喜歡，因此完全不知道怎樣才能讓他們喜歡我。我還擔心體力問題，擔心我有沒有辦法站滿五十分鐘。我擔心在他們面前汗流浹背，而他們又會如何評斷我。我擔心該穿什麼衣服，因為我平常穿的牛仔褲和T恤太過隨便，而我那些稍微講究的衣服，在課堂上又顯得太講究了。

學校的一大好處是，學生從小就被訓練要守規矩。他們進入教室，通常會井然有序地坐好，舉止得宜；你叫他們做什麼，他們就會做什麼。我走進我的第一堂課，心臟怦怦跳，全身冒汗，腦子裡嗡嗡響著一切的憂慮與不安全感。我帶了一大箱樂高積木，我想，就算再不濟，學生起碼會喜歡玩樂高。一開始，他們似乎沒意識到我是他們的老師，而我不確定他們之所以不確定，是因為我的體型、我的膚色，或者我虛榮地希望是因為我看起來太年輕了。等我站上講台，他們安靜下來，頓時明白我是老師。我點了名，焦慮得雙腿發軟，然後開始說明課程大綱、這門課的性質以及對他們的要求——定時出勤、積極參與、準時交作業、不得抄襲或作弊。幸好有這些管理細節需要跟學生交代，但是當我討論完課程大綱、真的得開始進入課程時，焦慮感瞬間貫穿全身。

第一堂課結束，學生魚貫走出教室，我彷彿卸下重擔般只想癱在地上，因為我以肥胖之軀，在二十二名十八、九歲的學生面前撐過了五十分鐘。然後我意識到我還得再來一遍，每週三和週五，一週接一週，直到學期結束。

我走進我的課堂，我在教書的同時學習。我試著交朋友，也得到一點點成果。每逢週末我會到巴拉加（Baraga）——四十哩外的奧吉布瓦族（Ojibwe）保留區——上賭場打牌，跟一群陌生男人伏在牌桌上，打算贏他們的錢，通常也贏了。我仍然睡得不多。我不停地吃，希冀從中找到些許平靜。

然後有一天，我到對街的加油站買完菸走路回家。我頭戴毛線帽，身穿破爛的T恤和睡褲，看起來糟透了，但加油站沒人在乎。我也不在乎。一個男人突然從後面大聲喊著，「嘿，賭場女孩。」嚇得我只想拔腿就跑。我以為他打算嘲笑我，因為我早就習慣人們——多半是男人——從他們的車上、腳踏車上叫囂著傷人的字眼，清楚告訴我他們對我身體的看法——然後揚長而去。

但這次不一樣。那個男人尾隨我回公寓，爬上樓梯。我迅速關好紗門，拉上門閂，然後瞪著他瞧。「妳在賭場玩牌，」他說。我遲疑地點頭。我徒勞無功地回想他的臉孔，他長得跟城裡的每個白人男子沒什麼兩樣——黝黑、亂蓬蓬的頭髮、大鬍子，穿著法蘭絨襯衫、牛仔褲和工作靴。「妳在牌桌上老是滿嘴屁話。妳想過來跟我和我的朋友聚一聚嗎？」他指著遠方。「別傻了。」我告訴他，希望他走開，但是他頑強地不為所動。我不確定他想幹什麼，但肯定不是好事。或許他希望我去見見他的朋友，好讓他們傷害我。或許他想要錢。當他喋喋不休地講著，我腦中閃過各式各樣的可能性。最後他說，他得回去朋友身邊了，我關上門，心神不定。那晚我睡不著，眼睛猛盯著天花板，擔心著那個陌生男人。

接連幾個晚上，他都來找我。他會敲門敲到我應門，然後在門廊上隔著紗門跟我說話，但並未試圖闖進來。我終於恍然大悟，他想約我出去。我們到附近的華美達旅館吃飯，那裡有間很吵的餐廳，但是酒吧還不錯。他叫強恩，是個伐木工人，喜歡打獵和釣魚，也喜歡湖人籃球隊。除了密西根上半島，他沒住過別的地方。

我總懷疑他為什麼會看上我，一直等著他露出真實而殘酷的本色，但隨著時間一天天、一週週過去，他始終對我很好。他是靠得住的。他會忽略我的隨口傷人，忍耐我推開他的種種企圖。他喝酒喝得太兇，但酒品很好，是那種自己講笑話自己笑，然後掛著笑容睡著的醉漢。我戒掉菸癮，因為我意識到我年紀越來越大，已經抽了十八年的菸了，至少得嘗試給自己足夠的愛，放棄我樂此不疲的某項壞習慣。

我整天上網，開始在HTMLGiant和The Rumpus這類網站寫部落格。我認識了網路社交，再度向世界發表我的作品。強恩把我透過網路認識的每個人都稱做「電腦上的小朋友」。有幾個週末，他帶我上他的營地，遠離塵囂的「上半島版」湖濱木屋。那裡連不上網際網路，也幾乎收不到手機訊號，我必須脫離虛擬世界的安全，跟他一起進入現實世界。他是第一個帶著柔情撫摸我的男人，即便我要求他別那麼做。他愛我，一段時間後，我發現我也愛他。我們擁有一段美好的戀情，樂多於苦。

然後我讀完了博士。我在東伊利諾大學找到教職，開始在文壇闖出名聲。我有充分理由感到樂觀。強恩和我無數次聊到我們的將來，他希望我留下來。一部分的我願意就這樣定下來，當個伐木工太太，但更大一部分的我希望他跟我走，因為我已經奮鬥了五年，完成了沒有太多人——甚至更少黑人女人——能完成的事。我想要相信我們的愛情故事，我等著他的重大表態，我想要、也需要他這麼做。我想要相信我值得他做出這樣的重大犧牲。

面對我在上半島的最後時光，強恩和我之間沒有戲劇性的激烈爭執。畢業之後，他幫忙我移居到伊利諾州。我們去IKEA買家具，他替我組裝書架和茶几、檢查公寓新居的門鎖。我們用上百種不同的方式道別，卻從未真正把「再見」說出口。強恩離去的時候眼眶泛紅，我也一樣。我們保持聯繫，有一段時間，我們都真心渴望著兩人原本可能擁有的未來。然而儘管如此，我從未等到他的重大表態。我又掉回熟悉的自我厭惡。我怪罪自己，怪罪我的身體。

第三部

30

我經常把二十多歲那幾年稱為我人生中最糟的幾年，因為事實就是如此。不過，情況一年年好轉，我越來越像個有用的大人，能夠累積學位，找到更好的工作。我緩慢而穩定地修補我跟爸媽的關係，洗刷他們對我的看法。事發之前，我一直是個好女孩，所以我懂得如何扮演那樣的角色。經過了亞利桑納的迷失年代之後，一部分的我依然願意扮演那個角色，以便在絕望的孤寂之中還能抓住什麼，還能跟工作、寫作和家庭相連。

但是——

二十多歲那幾年，我的個人生活是一場沒完沒了的災難。我沒遇過幾個人願意以一絲一毫的善意或尊重對待我；我是一根避雷針，特別吸引人們的冷漠、輕蔑和露骨攻擊，而我凡事逆來順受，因為我知道在我被摧殘之後、在我持續摧殘自己的身體之後，我不配得到更好的待遇。

我的朋友關係（我對朋友的定義很寬鬆）是短暫、脆弱而且往往是痛苦的；跟我交往的人通常對我別有所圖，而且一得逞就立刻走人。我寂寞得願意容忍這樣的相處模式；一點點人際關係的影子便已足夠。它必須足夠，儘管情況並非如此。

食物是唯一的慰藉。當我在公寓裡獨處，我可以靠食物安慰自己。食物不會批判我，或者對我有任何企圖。吃東西的時候，我可以全然做我自己。於是我胖了一百磅，然後又胖了一百磅，然後再胖一百磅。

某方面而言，這些重量彷彿一夜之間長到了我身上。我原本是八號尺碼，然後變成十六號，再變成二十八號、四十二號。

另一方面，我清楚地察覺在我身上逐漸堆積並頑強不去的每一磅；我周圍的每一個人也清楚地察覺。家人的關心變成七嘴八舌的嘮嘮叨叨；他們是善意的，但總讓我覺得在維持個人身體這個身而為人的基本責任上，我失敗得一塌糊塗。他們毫不留情地問我打算如何處理我的「問題」。他們給予忠告、試過嚴厲管教，還提議送我去找專家和做水療。他們提議用錢、新衣服和新車子給我當作獎勵。為了幫助我解決我的身體問題，他們無所不用其極。

爸媽的本意是好的。他們愛我；他們了解這個世道，也明白像我這種尺碼的人在這世上沒有容身之處。他們知道等我年紀越大，這樣的尺碼會越難生活。他們為了我的健康和幸福操心。他們是好爸爸好媽媽。我的爸媽也試圖理解──他們理智、聰明而實際。他們希望用理智來處理我的體重問題，像解決其他問題一樣。他們想要理解我怎能任由事態發展，怎能任由我的身體變得那麼胖、那麼失控。這一點我們有共識。

然而儘管如此，他們是我個人的肥胖危機干預小組。從我十四歲起，他們便積極追究我的身體問題。我愛他們，所以我認了，有時虛心接受，有時則否。直到現在，我四十出頭了，我才開始在他們聊起我的身體時斬釘截鐵地說，「停。我不想跟你們討論我的身體。停。我的身體、我怎樣移動身體、怎樣餵哺我的身體，全都不干你們的事。」

有一段時期，每次聊天都離不開我的體重問題。我的父母──尤其爸爸──會殷殷詢問我的飲食、運動，以及我是否減輕了體重，彷彿我的肥大身軀就是我的一切。但他們愛我。我這樣提醒自己，以便能原諒他們。

在這場討伐運動中，父親是手段比較激烈的一個。這些年來，他送過我各種減肥方案和減肥書籍，尤其是歐普拉（Oprah）推薦的方法。有一年是理查．西蒙斯（Richard Simmons）的減肥套餐法（Deal-a-Meal）。爸爸寄來宣傳手冊；他叫我暫時放下學業，因為「妳讀的所有學位通通沒用，因為妳這種體型，沒有人會給妳工作。」他告訴我，「我只是在告訴妳沒有人會對妳說的事。」但是當然，他說的是全世界總對我說個不停的事，不論我走到哪裡。當他從收音機、電視、機場或任何地方聽到某一種新的減肥藥或減肥法，他會立刻打電話給我，問我是否聽說了也許可以一舉解決我身體問題的靈丹妙藥。他對我抱著深厚的期望，前提是我必須戰勝自己的身體。他的期望讓我心碎。

媽媽比較含蓄，她主要以我的健康議題來包裝她的擔心。她時常跟我討論肥胖的健康風險——糖尿病、心臟病、中風。她擔心一旦我生了重病，照顧我的責任會落到她的肩上，而她承擔不起這樣的重責大任。

弟弟們也很關心，而我知道他們也擔心，但他們是我的弟弟，所以不會逼著我減肥。他們既守護我，也折磨我。他們有一首歌，歌名叫做〈龐然大物〉。大弟最喜歡在我面前哼哼唱唱，「當我說龐然大物，大得啦啦啦啦，」他會拉尖了聲音，逗得大家哈哈大笑，因為真的很逗。我在青春期的時候不覺得好笑，現在也不覺得好笑，但這首歌歷久不衰。當他們唱起這首歌，我經常被惹得發火。我的身體不是笑話或供人消遣的素材，但我猜想，許多人就是這麼想的。

持續來自家人的減肥壓力，只讓我變得更頑固，儘管我真正傷害的只有我自己。持續的壓力讓我拒絕減肥，以便懲罰那些聲稱愛我卻無法接受我真實面貌的人。我越來越容易對七嘴八舌的關心充耳不聞，越來越容易忍受別人的欺凌排擠，越來越容易忽略我再也無法到百貨商場，或到 Lane Bryant，甚至是到 Catherines 買衣服的事實。我越來越氣每個人只想把焦點放在我這個向來不受約束、令人失望的身體。我徹底封閉自己，敷衍了事。我學會如何把爸媽、弟弟和街上行人的話都當成耳邊風。我學會如何活在自己的腦中，忽略這個拒絕接受我真實面貌的世界，並且遮蔽有關那些男孩的記憶；不論我和他們之間相隔多長的時間和多遠的距離，我始終揮不去這段記憶。

有好幾年時間，這個世界有我、我眼中的自己，以及那個必須背著我這副超重身體的女人。她們不是同一個人；不可能是，否則我不可能倖存下來。

31

當你體重超重，許多方面而言，你的身體就成了某種公開檔案。你的身體時時刻刻招搖地暴露在大眾面前；人們對你的身體投射想像的故事，卻毫無興趣得知事實真相，不論真相是什麼。

肥胖一如膚色，是藏都藏不住的事實，不論你的衣服顏色多深，或者你多麼認真避開橫條紋。扮演壁花或許成了你的拿手強項；你或許學會炒熱派對氣氛，好讓人們忙著笑你或陪著你笑，因而忽略擺在眼前的尷尬話題。你或許會使出一切必要手段，只為了在對你這類身體毫無耐心或同情的世界存活下來。

然而不管你怎麼做，你的身體照樣是家人、朋友和陌生人等等的公開話題。當你變胖、變瘦或維持原本那個令人難以接受的體重，你的身體都是人們品頭論足的主題。人們興沖沖地為你提供有關肥胖症風險的統計數字與資料，彷彿你不僅肥胖，而且還笨得不得了，完全不理解自己身體的實際狀況，以及這個對你的身體充滿惡意的世界。這類評論通常打著關心之名，因為人們完全是為你著想。他們忘了你是一個人。你就是你的身體，僅此而已，而你的身體最好變得再小一點。

32

所謂流行病，指的是靠病毒散佈，在人類之間造成無可遏止蔓延的傳染病。歷史上有多次傳染病大流行——麻疹、流感、天花、黑死病、黃熱病、瘧疾、霍亂；但根據不計其數的新聞報導，這些疾病全都不及肥胖流行病那麼致命、那麼普及。相對於發燒、破裂的膿皰、腫大的腺體或器官受損，你的症狀是腰圍粗大、肥碩無比。肥胖的身體是飲食無度、墮落和懦弱的表現，是大量發炎物質聚集的地方，是意志力對食物和新陳代謝敗下陣來的戰場，而你是最後的輸家。

媒體很少有哪一天沒有出現討論肥胖流行病——或稱肥胖危機——的新文章，尤其在美國。這些文章往往措辭嚴厲、危言聳聽，字裡行間充斥對這項流行病患者的虛假關懷，而真正深刻關切的卻是當前的社會生活。噢，醫療體系的負荷多麼沉重，這些文章如此哀嘆。文章最後會說，肥胖症正殘害著我們每一個人，耗費掉難以計數的財富。當然，這些文章、這片瘋狂的恐慌之中，確實存在著一絲真實性。裡頭還含有恐懼，因為沒有人願意罹患肥胖症，主要是因為人們知道他們是怎樣看待、對待和揣測胖子的，絕不願意這樣的命運落到自己頭上。

33

身為胖女人，我經常發現我的存在淪為一連串的統計數字，彷彿藉著冷冰冰硬梆梆的數字，我們的文化或許能理解飢餓造成的後果。根據政府統計，肥胖症的流行導致每年耗費一千四百七十億到兩千一百億美元的成本，至於研究者如何得到如此驚人的數字，文獻語焉不詳。肥胖症究竟會引發那些成本？研究方法無關宏旨，重要的是肥胖很昂貴，因此屬於重大而嚴肅的問題。胖子耗費資源，他們的凡人之軀會需要看病、吃藥。許多人表現得彷彿胖子直接把手伸進了他們的錢包，別人的肥胖成為他們的經濟重擔。

統計數字也顯示百分之三十四點九的美國人罹患肥胖症，百分之六十六點八的美國人屬於肥胖或過重。「過重」或「肥胖」的定義往往籠統而含糊，以BMI或各式各樣的指數隨意定奪。最新消息：肥胖流行症不久前橫渡了大西洋，如今，許多歐洲人也染上了即將爆發大流行的病症，儼然這已經是種全球性的流行病了。最重要的是肥胖的人太多了，因此這項流行病必須被遏止，不計任何手段。

34

在流行文化領域中，沒有什麼比電視實境秀更關注於肥胖議題了。而這樣的關注是火辣、尖刻且往往殘酷的。

《減肥達人》（*The Biggest Loser*）是資本主義和減肥產業的邪惡結合。表面上，《減肥達人》是一個關於減肥的電視節目，但實際上它是一場反肥胖的宣傳戰，為體重失控的胖子——不論節目來賓或觀眾——滿足心中的願望。這個節目讓電視機前的觀眾什麼都不必做就熱血沸騰，躍躍欲試。假如觀眾被激起幹勁，就可以在家投入行動，某種程度上覺得自己成了節目的一份子。在此同時，看著一群胖子為了爭奪二十五萬美元獎金而一週週變瘦，觀眾也從中得到滿足。

我執迷地收看前面幾季的《減肥達人》，樂此不疲。這個節目提供了胖女孩的終極夢想：你到一座「農場」待幾個月，在健身教練的認真鞭策、危險的低卡路里飲食、實境秀製作人的操作、攝影機的持續監控等種種壓力下，減掉了靠一己之力絕對減不掉的體重。

在最初幾季節目，我經常開玩笑地想像自己參加節目試鏡，不過實際上，那永遠不可能成真。我太害羞了；我得經歷戒斷網際網路的過程；我不聽音樂沒辦法健身。如果吉莉安・麥可斯（Jillian Michaels）對我大吼，我會負氣罷工或哇哇大哭或勒她的脖子。我有一段時間吃素，卻為自己沒吃珍妮歐牌（Jennie-O）火雞而憂心忡忡；這是節目多年來透過置入性行銷肆無忌憚叫賣的商品。對我而言，上節目根本行不通，以前如此，現在也是如此。

然而，隨著《減肥達人》的播映時間日長，這節目越來越讓我心煩意亂。胖子不斷遭到羞辱，醫學專業人士則把握每一次機會，夸夸其談這些肥胖參賽者有多麼接近死亡。健身教練顯現出無可否認卻令人難以置信的完美身材，要求原本與身體關係不佳（不論基於什麼理由）的參賽者達到完美狀態。節目上還有參賽者以不人道方式逼迫自己的慘狀——淚流滿面、滿身大汗、嘔吐不止——顯然在淘洗身體上的軟弱。這絕非一個讓人們透過健身得到力量的節目，不過電視台的狡猾宣傳會讓你誤以為如此。

在《減肥達人》節目中，肥胖是必須被摧毀的敵人、必須被根除的傳染病。這個節目的主旨是使出一切必要手段約束不受約束的身體，透過這樣的約束，胖子或許可以變成比較能見容於社會的一員。他們或許能找到幸福，而照節目所言，根據文化規範，幸福只能透過苗條來取得。當我們觀看《減肥達人》和許多類似的抄襲節目，我們其實是在乞討超越自身的力量，「帶走這些十足人性化的身體吧，請按你的意思進行改造」。

當《減肥達人》第十五季的最後贏家瑞秋．弗萊德瑞克森（Rachel Frederickson）戲劇性地揭曉減肥成果時，我們終於得到一個無懈可擊的理由，可以對這個節目及其手段發出公然的怒吼，儘管節目自二〇〇四年便開始播映並散佈具有破壞性的減肥故事。

這一季剛開始，弗萊德瑞克森重達兩百六十磅。她最後一次在現場節目中秤重時，只剩下一百零五磅；短短幾個月就減掉百分之六十的體重。在大揭曉的過程中，就連健身教練鮑伯．哈潑（Bob Harper）和吉莉安．麥可斯都為弗萊德瑞克森瘦削的身材驚訝得瞠目結舌。她按照要求約束自己的身體，但顯然有點走火入魔。我們現在已認清事實，肥胖的失敗者應該減去體重，但必須有所節制。社會對身體有許多規定，但這些規定往往意在不言之中，而且隨時在變。

哈潑後來在一次採訪中說道，「我的確非常震驚。我是說，從來沒有參賽者減到一百零五磅。」一看到瑞秋．弗萊德瑞克森的新身材之後，輿論和社交媒體的反應不一而足。她的身體和多數女人的身體一樣，立刻成了公眾茶餘飯後的談資，只不過現在是因為她減肥減得太離譜；她把自己的身體約束過頭了。

近來，多位前任參賽者紛紛出面指控節目，聲稱製作人利用強迫脫水、嚴格限制熱量攝取、慫恿參賽者使用減肥藥物及其他手段來達成減重目標，製造節目效果。新陳代謝專家凱文・霍爾（Kevin Hall）針對某一季參賽者進行的醫學研究，讓節目進一步聲譽大毀。研究發現十四名參賽者中有十三名，即便在大幅減重之後，代謝速率仍持續減慢。緩慢的代謝導致參賽者回復甚至超過在節目中減掉的體重。研究結果赤裸裸顯示減重是醫療機構至今尚未克服的難題，絕非電視實境秀所能戰勝的挑戰。難怪有那麼多人跟自己的身體苦苦搏鬥。

大揭曉的兩個月後，弗萊德瑞克森胖了二十磅，達到顯然更令人滿意但仍然受到妥善約束的身材。她解釋自己是為了贏得二十五萬美元才減去那麼多體重，但我們這群否定自己並且費盡力氣約束自己身體的人心知肚明，瑞秋・弗萊德瑞克森只是做了我們要求她做的事，而我們有太多人只要能力許可，也會這樣要求自己。

35

繼《減肥達人》之後，許多類似的減肥節目一窩蜂出現。《胖子大改造》（*Extreme Makeover: Weight Loss*）這個節目追蹤胖子長達一年的「減重之旅」，以稍微實際的方法進行大幅減重。這個節目的健身教練遠比《減肥達人》的溫和許多。我們看到更真實的減肥掙扎，體會到減肥不是可以簡單俐落包裝給電視觀眾看的事。然而，節目傳達出的訊息如出一轍——一個人的自我價值與幸福，跟他苗條與否密不可分。

有些節目為了炒作無所不用其極。在《胖瘦自如》（*Fit to Fat to Fit*）中，體格健美的教練設法讓自己變胖，以求更深刻體會客戶的感受。他們必須重新減肥以恢復原本的完美體態。這個節目記錄了他們一開始恣意享受美食的喜悅，然後是為了增肥而狂嗑速食的明顯痛苦，最後則是這些健身教練回歸理想完美體能後的持久滿足。在節目熱愛的從悲劇到勝利的減肥故事中，健身教練的客戶基本上只是串場陪襯的配角。

由於體重略超過一百一十磅而經常遭八卦雜誌折磨的克蘿伊・卡戴珊（Khloé

Kardashian），曾為E！娛樂電視台主持一檔名為《身體復仇》（*Revenge Body*）的節目。節目中，來賓靠著成功瘦身報復曾經羞辱他們的人。要靠變瘦、身材勻稱才能真正報仇雪恨，這樣的觀念真是活見鬼了。這個節目的邏輯隱射出如果你很胖，曾經羞辱你的人大概會幸災樂禍、因為你的處境而洋洋得意。

在《沉重人生》（*My 600-lb Life*）節目中，病態肥胖患者前往休士頓，接受納查拉登醫生（Dr. Younan Nowzaradan，人們通常稱呼他「納醫生」）進行的減肥手術。這個節目將肥胖視為悲哀的慘劇，節目來賓被他們不受約束的身體擊垮，經常得靠救護人員幫忙才能離開家門；《沉重人生》就是以這樣的故事為樂。這些人已經沒有退路，他們的身體失去功能，家人生氣了，隨時會棄他們而去。節目中的胖子食量驚人，而且往往苦於被困在未解的創傷之中。他們也罹患許多生理疾病。就許多方面而言，他們是警世的故事。看看她，光走到信箱就氣喘吁吁。看看他，一屁股坐進沙發，吃著裝在油膩膩紙袋裡的漢堡。看看她，掙扎著上下車，方向盤卡在肚皮上，勒得她無法呼吸。我們看見這些人最脆弱的模樣，穿著不合身且往往太大的衣服，甚至找不到衣服穿；他們的肥肉肆意橫生，公然藐視傳統，藐視我們的文化規範。

每一集的敘事弧線都大同小異。我們首先認識患者、聽聽他們的生活以及生活中看似可悲的極限。然後他們去見納醫生，後者則因為他們讓事情變得如此失控而訓誡他們及親朋好友；納醫生經常被病患及其家屬氣得滿臉沮喪。納醫生通常要求這些人將熱量攝取限制在每天一千兩百大卡，以便在進行減重手術之前先減掉五十磅。手術總是順利完成，病患接著接受心理治療，跌跌撞撞地試圖改變生活和飲食方式。這個節目喜歡無緣無故地展現肥胖的身體，一大堆肥肉如山的鏡頭。手術畫面血淋淋的，我們看見人體內部，在肥胖身體聽命於醫療手法之際，醫療器具把成堆的脂肪球推到旁邊。透過醫療干預，這個節目提供了救贖，或至少是救贖的機會。每一集的結尾都試圖透露希望的訊息，但有時候，即便接受了醫療干預也不會以喜劇收場，而對這個節目來說，快樂結局就是一個大幅變瘦的身體。就這點而言，《沉重人生》反映出些許真實性。

我恨這些節目，但我顯然看了這些節目。我看這些節目，儘管它們有時讓我生氣，有時讓我傷心，而且往往揭露出生活在這個容不下過胖身體的世界裡，那熟悉得令人痛苦的寂寞、沮喪和真實的折磨。我看這些節目，因為就算我知道它們多傷人、多不真實，某一部分的我仍然渴求它們承諾的救贖。

36

沉湎於體重議題的不是只有電視實境秀。如果白天的電視肥皂劇看得夠多，特別是「女性電視網」的節目，你會被無止盡的減肥商品和代餐廣告連番砲轟——這些商品既能約束身體，也能讓一家家公司賺飽了油水。這些廣告讓我抓狂。它們慫恿人們厭惡自己。它們告訴我們，我們絕大多數人的身材還不夠好。它們拿最殘酷的目標引誘我們。在這些廣告中，女人喜孜孜地得知可以靠有點噁心的食物填飽肚子，同時維持穠纖合度的苗條身材。這些女人對無脂優格和熱量一百大卡的包裝零食展現的喜悅是不可信的。每次看到優格廣告，我總是想，天啊，我想要那樣快樂，我真的想。

在苗條與自我價值之間劃上等號，是一個強大的謊言。這個謊言顯然極具說服力，因為減肥產業正蓬勃發展。女人仍持續扭曲自己以符合社會意志；女人仍持續挨餓。我也不能免俗。

潔西卡・辛普森（Jessica Simpson）替慧儷輕體減肥中心（Weight Watchers）拍過

許多廣告。她在其中一支笑容燦爛地說，「我立刻開始減輕體重，立刻開始展露笑容。」珍妮佛．哈德森（Jennifer Hudson）則在她替慧儷輕體拍的廣告中尖聲吶喊出她重新找到的快樂，以及她如何透過減肥——而不是，好比說，贏得奧斯卡獎——得到成功。這只是將快樂等同於苗條的眾多廣告當中的兩支，而根據反向定律，肥胖必定等同於悲哀。

凡萊麗．柏蒂內（Valerie Bertinelli）是珍妮克雷格（Jenny Craig）減肥機構的代言人。她在二〇一二年驕傲地展現她的「新身材」。不過，她雖然減掉了四十磅，隨後又稍微胖回來。為了贖罪，她的方法就是上遍各個脫口秀跟「肥胖羞辱」（fat shaming）宣戰。當然，等到巡迴宣傳結束之後，她終究會回到健身房運動。根據美國廣播公司新聞報導，她希望「在夏天來臨之前恢復比基尼身材」。克莉絲蒂．艾莉（Kirstie Alley）也在大約同一時期重新加入珍妮克雷格。「如果沒有教練從旁協助，我不認為有誰能夠長時間撐下去。」艾莉說。對於急著重溫往日榮景的過氣名媛，公開跟體重作戰是一條很熱門的退路。

女人——這些快樂忘形的減肥食品廣告以及名人代言主打的對象——只要吃對的食

物、遵照對的飲食方法、付出對的金額，就可以擁有一切。

如果渴望減肥被視為女性理所當然的特色，這將如何說明我們的文化？

37

在我這一生的大半時光裡，歐普拉一直是公開跟體重搏鬥的文化偶像。在我這一生的大半時光裡，我也一直跟我的體重搏鬥，不過幸好不是在大眾注目之下。歐普拉曾經變瘦並慶祝勝利，也曾經變胖並哀嘆失敗。一九八八年，正當她的脫口秀紅遍半邊天，她靠流質飲食減掉了將近七十磅。她在節目上拉著一輛大紅色的雷德福萊爾牌（Radio Flyer）手推車上台，上頭堆滿了動物脂肪。她容光煥發，頭髮梳得很高，身穿黑色套頭衫和牛仔褲。她使勁拽起推車上的袋子，表現出對眼前這堆脂肪的嫌惡。她在上演為了曾經犯下肥胖的罪惡而悔過的戲碼。

這是那個教導我們活出最精采人生、成為最真實自我的女人。然而，二〇一五年，歐普拉投資四千萬美金，買下慧儷輕體百分之十的股權。她在為品牌拍攝的眾多廣告之一中說，「讓今年成為我們身材最好的一年吧。」當然，言下之意是說我們現在的身材不是我們最好的身材，還差得遠呢。當你意識到歐普拉這位年過六旬的女人、一位億萬富翁並且堪稱全世界最知名的女人，並不滿意自己、不滿意自己的身材，實在令人震驚。關於不受約束的身體，這類殺傷力十足的文化訊息就是如此氾濫成災，告訴你即便上了年紀，不論我們達到多大的物質成就，除非還保有苗條身材，否則就不可能滿足或快樂。

在一支廣告中，歐普拉神采奕奕告訴我們她在二〇一六年天天都吃麵包，而世界仍照常運轉。她在另一支廣告裡大聲吶喊：「我愛洋芋片！」還有一支廣告，她一邊煮著她可以毫無顧忌吃下肚的義大利麵，一邊開心歡呼。拜慧儷輕體之賜，她得以控制自己的身體並且享受澱粉類食物。她在一支勵志廣告中沾沾自喜地誇耀自己瘦了四十磅，我猜，這表示她終於活出她最精采的人生。

另外還有一支廣告，歐普拉鄭重地表示，「每一個超重女人的內心裡，都住著她知道自己可以做到的女人。」這是個很普及的觀念：每一個肥女的內心都裝著一個瘦女。每次看到這支廣告，我都不由得想著：我吃掉了那個瘦女人，她很好吃，不過只能塞塞牙縫。然後我驚覺提倡這個觀念是多麼變態：我們最真實的自我是個瘦女人，隱藏在這個猶如冒充者、竄位者、不法者的肥胖身體裡頭。

在同一支廣告中，歐普拉接著倡言體重問題從來不是單純的體重問題，背後往往另有隱情。這句話說得沒錯，但自我實現、驅逐內心的惡魔，並非歐普拉真正想傳達的訊息。相反的，她是在告訴我們，我們最終極的目標應該是靠著減肥，變成這個更好（更瘦）的內在女人。我們會得到更好的身體，而她的帝國將持續擴大茁壯。

38

八卦雜誌讓我們得以隨時掌握名女人的身體動態，她們是較優越的一群，幫助我們其餘眾生不致脫序。輿論像追蹤股票似地追蹤名女人的體重變化，因為在她們這一行，身體就是她們的個人股票，是市場價值的實質體現。當某一位名媛瘦身有成，媒體標題通常是她「炫耀」著一副新的身體，然而事實上，那從頭到尾都是同一副身體，只不過尺碼變得讓各家小報更能接受罷了。當名媛懷孕生子，她們在孕期和產後的身體都受到密切監視——從微微隆起的小腹到產後的身材。名媛生下孩子後，媒體便一刻也不放鬆地追蹤並記錄她的尺寸，直到她再度變成我們以前認識的那個瘦骨嶙峋的女人。

名人的身體提供了一個高不可攀的標準，但是我們無論如何都得拚死拚活設法達標。她們是變瘦的靈感（thinspiration）——讓人興起瘦身念頭的靈感來源；時時刻刻提醒著我們，我們此刻的身體和透過適當紀律所能達到的身體之間，還存在著一段距離。

名媛深諳苗條經濟學，而她們絕大多數願意參與那項經濟，炒作社群媒體，放上縮著臉頰的自拍照，好讓自己看起來更清瘦。她們佔據的空間越少，身分地位就會越高。

39

人們對於不受約束的過胖人體有一套分類學，而當涉及不受約束的、過胖的女性人體，這套分類方法甚至更為詳盡。作為一名肥女人，我對這套分類方法如數家珍，因為有太多人會用那些行話來討論我的身體及其部位。

以文化整體而言，胖女人在上流社會可以有許多面貌——BBW（肉感美女）或者SSBBW（超大尺寸肉感美女）。她可以是圓潤、有曲線、胖嘟嘟、圓滾滾、豐腴、「健康」、臃腫、虎背熊腰、身材壯碩、魁梧或厚實的。而在下層階級，肥女人就會是一頭豬、肥豬、牛、雪牛、肥仔、大胖子、肉疙瘩、肥驢、豬油桶、大屁股、畜生、胖傢伙、水牛、鯨魚、大象、兩噸重的玩物，還有我說不出口的一大堆綽號。

我們的衣服則稱做大號、加碼、特大號或「女人」服飾。

特定身體部位（「問題區」）也被貼上標籤——鮪魚肚、粗腳踝、肥大腿、上臂贅肉、鮮乾酪大腿、冰雹災害、凸小腹、副乳、背部脂肪、愛的把手、馬鞍袋、游泳圈、雙下巴、腹部肥油、男乳、啤酒肚。

醫學術語、玩笑話、俚語、辱罵字眼……這些名詞背後的用意，全都是為了提醒胖子我們的身體並不正常。我們的身體大有毛病，以至於出現了這些特定名詞。我們的身體被如此冷酷而公開地分解、定義與汙衊，實在讓人討厭透頂。

40

約束身體的部分涵義是剝奪。我們想要卻不敢要。我們剝奪自己吃某些食物的權利。我們勤於健身，剝奪自己休息的權利。我們時時刻刻留意身材，剝奪自己放鬆心情的權利。我們克制自己直到達成目標，然後克制自己以維持標準。

我的身體絲毫不受約束，然而儘管如此，我幾乎剝奪了我所渴望的一切事物。在公共場所，我剝奪自己的空間權，老是縮頭縮尾，隱匿自己，儘管這副身體其實極其醒目。我剝奪自己共用座椅扶手的權利，因為我怎敢侵擾別人？我剝奪自己進入某些空間的權利；我自認像我這樣的身體不適合進入這些空間——別人的居住空間、公共交通工具，說到底，就是我可能被看見或礙事的任何地方。我剝奪自己打扮得光鮮亮麗的權利，平時總穿著清一色牛仔褲和深色襯衫，儘管我的衣櫥裡擁有多采多姿的服飾。我剝奪自己配戴女人味的配件，彷彿既然我的身體不遵照社會對女性身體的規範，我就沒有權利流露出女人味。我剝奪自己享受溫柔的權利——撫摸別人或被人溫柔撫摸——彷彿那是我這種身體不配擁有的快樂。事實上，懲罰是我允許自己擁有的少數東西之一。我剝奪自己的魅力。噢，我確實具有魅力，但不敢表達，因為我怎敢抱著任何奢望？我怎敢坦露自己的奢望？我怎敢追求自己的奢望？我深深克制自己，但仍有許多慾望在我的表層底下隱隱浮動。

克制只是將慾望推到不可觸及的地方，但我們知道它還在那裡。

有一次去洛杉磯玩，我跟我最要好的朋友在旅館房間裡喝酒。聊天聊到一半氣氛正濃，她突然抓住我的手，替我的大拇指塗指甲油。她已經好幾個鐘頭威脅著要這麼做，但我基於說不清楚的理由一直不肯屈從。最後，我投降了，我的手柔順地躺在她的掌心裡，任由她小心翼翼替我的指甲塗上一層漂亮的粉紅色。她吹口氣，讓指甲風乾，然後塗第二層。那天夜裡一切照舊。隔天，當我坐在橫越國度的飛機上，我盯著自己的手指。我不記得上一次允許自己享受如塗指甲油這樣單純的喜悅是什麼時候的事了。我喜歡我的指頭漂漂亮亮的，尤其因為我的指甲又長又有型，而我當時還沒養成啃指甲的習慣。然後我開始感到扭捏，於是把拇指埋進掌心裡，彷彿我應該把拇指藏起來，彷彿我沒有權利覺得漂亮，沒有權利自我感覺良好，當我顯然沒有遵守身為女人的規則——身材嬌小、不佔空間——我也沒有權利承認自己是個女人。

登機之前，我最要好的朋友遞給我一包洋芋片，但我剝奪自己吃零食的權利。我告訴她，「像我這樣的人不得在大庭廣眾之下吃這種食物」。那是我此生說過最真心的話。唯有深厚的友誼才能讓我袒露這樣的肺腑之言，而我立刻因為執迷於這種自找的可怕情節而感到羞愧、因為我如此不擅於約束自己的身體而羞愧，也因為我已如此深深克制自己卻仍然不夠而羞愧。

41

我厭惡我自己。或者說，社會輿論叫我要厭惡我自己，所以我猜，我起碼做對了一件事。

或者我應該說，我厭惡我的身體。我厭惡我的軟弱，因為我無法控制自己的身體。我厭惡這個身體給我的感覺。我厭惡人們對我的身體投來的異樣眼光。我厭惡人們注視我的身體、輕蔑我的身體、對我的身體指指點點。我厭惡在我的自我價值和身體狀態之間劃上等號，也厭惡要破除這項等式竟是如此困難。我厭惡自己難以接受我的人性弱點。我厭惡自己辜負了那麼多女人，因為我無法真心接納自己，不計胖瘦。

但我也喜歡我自己、我的個性、我的古怪、我的幽默感、我那狂野而深情浪漫的一面、我愛人的方法、我的寫作、我的善良，以及我惡毒的一面。直到現在四十多歲了，我才敢承認我喜歡自己，儘管我總隱隱約約覺得我不該喜歡自己。在漫長的歲月裡，我屈服於自我厭惡，拒絕享受接納自己的單純喜悅——接納我的生活方式、我愛人的方法，以及我思索並看待這個世界的眼光。不過後來年紀漸長，我越來越不在乎別人的想法。年紀漸長，我意識到我被我的自我厭惡弄得筋疲力盡，而我之所以恨我自己，一部分是因為我以為別人期望我那麼做，彷彿自我厭惡是我擁有這麼一副過胖身體所需付出的代價。不妨索性把那些噪音擋在門外，試著原諒自己在高中、大學以及二十多歲犯下的錯誤，並且試著理解我為什麼犯下那些錯誤，這樣做會簡單許多。

我不想改變我的本質；我想改變我的長相。心情比較好的時候、當我覺得有力氣戰鬥，我想改變這個世界對我的長相的反應，因為理智上，我知道我的身體不是真正的癥結所在。

不過，在心情低落的時候，我會忘記如何把我的個性——我的本質核心——跟我的身體區分開來；我會忘記如何保護自己不被這個世界的殘酷傷害。

第四部

42

我遲遲不願書寫肥胖身體，尤其是我自己的肥胖身體。我知道坦率陳述我的身體會讓某些人不舒服，也會讓我自己不舒服。我曾被控充滿了自我厭惡，並且患有肥胖恐懼症（fat-phobic）。前一項譴責還有點道理，但我拒絕接受第二項指控。不過，我確實活在一個姑息並鼓勵公開仇恨胖子的世界。我是環境的產物。

那些聽到我承認我不喜歡肥胖、而覺得受到冒犯的人，通常被我稱作 Lane Bryant 式胖子。他們還可以在 Lane Bryant 這類最高尺碼達到二十六／二十八號的店買到衣服；他們比我輕了一百五十磅或兩百磅。他們明白身為胖子的挑戰，但不明白超級大胖子所面臨的挑戰。

別誤會我的意思；「接受胖人運動」（fat acceptance movement）很重要、具有積極意義而且不可或缺，但我也相信接受胖人運動的一部分，是接受我們有些人排斥自己的身體形象，還沒達到心靈平靜與無條件自我接受的境界。

我不知道我能在胖人團體裡扮演什麼角色。我聽過「健康不分胖瘦運動」（Health at Every Size movement）和其他肥胖接受團體，也經常閱讀有關他們的消息。我佩服他們的奉獻與訊息；我們的文化對於女性身體及肥胖身體抱持有毒的態度，我認為他們的努力是對這種文化的必要矯正。我希望融入這些團體、擁抱他們的積極力量。我希望知道他們是怎麼做到的、他們是如何找到心靈平靜與自我接受。

我也想要減肥瘦身。我知道以我現在的體型我並不健康（不是因為肥胖，而是因為我有，好比說高血壓）。更重要的是，我並不滿意自己的體型，不過我並不幻想只要明天起床變得苗條，我就會幸福快樂，所有問題就會自然而然煙消雲散。

整體而言，我有相當程度的自尊。當我和對的人相處，我覺得自己堅強、強大而性感。我並不像人們以為的那樣天不怕地不怕，但儘管有所畏懼，我仍然願意冒險；這也是我喜歡自己的地方。

我討厭人們對待我的方式，以及他們看待我的眼光。我討厭自己明明極其醒目，卻被人視若無睹。我討厭自己擠不進我想去的許多地方。我有個根深柢固的想法，以為只要我變個模樣，一切就會不同。理智上，我知道這個邏輯有缺漏，但情感上，很多事情都很難說得通。

我希望我的身體具備一切所需，雖然現在不盡理想，但我相信總有一天一切俱足，或者能更接近理想。有些日子我能變得更勇敢；有些日子我終於覺得能安心甩開多年聚積下來的保護層。我並不年輕，但也還不算老。我還有好多日子可活，而且天啊，我想要做過去二十年來不曾做過的事。我想要無拘無束地行動；我想要自由。

43

我對節食毫不陌生。我明白一般而言，如果想減輕體重，你必須少吃多動。我可以頗有成效地節食，每次長達好幾個月。我限制卡路里攝取量，並且追蹤吃進肚子的每一樣食物。最初在爸媽監督下節食時，我會記錄在紙本上。如今這個摩登時代，我則使用手機上的app。我知道我不能想吃什麼就吃什麼，儘管有些減肥法的廣告想讓我相信不必忌口。而那是我們這個耽溺於減肥的文化所具有的另一項殘酷：我們應該要一邊限制飲食，一邊縱容自己想像我們能實實在在地縱容自己。真令人生氣。當你企圖減輕體重，你不能隨意進食。事實上，整件事的重點就在於此。毫無節制的飲食很可能就是你變胖的主因。減肥需要節制，如果大家都能面對這項事實，事情會容易許多。當我節食，我會設法面對這項事實，但我並不怎麼成功。

我經常因為減輕體重而改善了對身體的感覺。我的呼吸更輕鬆，行動更自如。我覺得自己變得更苗條、更強壯。我的衣服垂在身上，顯得很合身，然後逐漸變得鬆垮垮。這時我開始害怕，開始擔心身體縮小了以後會變得比以前脆弱。我開始想像我可能受到的種種傷害，開始回想起我曾經受到的種種傷害。

我也品嚐到希望。我品嚐買衣服時能有更多選擇的念頭。我品嚐能坐進餐廳、電影院和候診室座椅的念頭。我品嚐走進一個擁擠的房間或穿越購物中心而不被人盯著、指著或談論著的念頭。我品嚐買菜的時候不會有陌生人批評我購物車裡的食物，或者有人無緣無故對我提供營養建議的念頭。我品嚐不必再面對過胖身體的生活現實的念頭。我品嚐可以自由自在的念頭。

然後我擔心自己想得太美了。我擔心我無法維持良好的飲食習慣，無法持續運動、照顧好自己。於是無可避免地，我絆了一下，然後栽了跟頭，然後失去了自由的滋味，失去了希望的滋味。我只落得情緒低落，就像個廢物。我只落得飢腸轆轆，然後試著填補那份飢餓，以抹除我曾經擁有的一切進步，然後落得渴求更多。

44

每天一早，我都以最大誠意要過上更好、更健康的生活。每天早上剛醒來的幾分鐘，我會忘了我的身體和我的失敗。在那些時刻，我心裡想著，今天，我會做出良好的選擇，我會健身、少吃一點，只要有機會，我會盡量爬樓梯。一天開始之前，我完全準備好對付我的身體問題，變得比原本更好。然後我下了床。我通常匆匆忙忙梳洗更衣，因為我不是個早起的人，鬧鐘上的貪睡按鈕總會被我按上好幾次。我不吃早餐，因為我要嘛不餓，要嘛沒時間，要嘛家裡沒東西吃，而這些都是我不願意好好照顧自己的藉口。我偶爾吃午餐──從Subway或Jimmy John's買個三明治。或兩個。還有洋芋片，以及一塊餅乾，或三塊。而我告訴自己沒關係，因為我一整天都還沒吃東西。或者我會撐到晚餐，那時，一天都快結束了，我隨便想吃什麼都可以，我告訴自己，因為我一整天都還沒吃東西。

夜裡，我得面對自己和我的種種失敗。大多數日子裡，我沒運動，也沒做出一天剛開始時打算做的良好決策。接下來怎樣都無所謂了，於是我大吃大喝，甚至超過我想吃的份量。睡著以後，我的胃翻騰攪動，胃酸導致我的心口灼燒，我想起了接下來的一天。我想，明天，我會做出良好的選擇。我總是把希望寄託於明天。

45

我經常替自己設定超出我希望身體在某一天以前達成的目標。回家過感恩節或聖誕節之前，或者我去澳洲或下次見到親朋好友之前，我會減掉x磅。展開巡迴簽書會之前，我會減掉x磅。新學期開始之前，我會減掉x磅。去聽碧昂絲的演唱會之前，我會減掉x磅。我設定這些目標，然後敷衍了事地試著達成目標。但我從未達標，於是陷入覺得自己是個廢物的惡性循環，因為我沒辦法變得更好、更嬌小。

我把我最深刻的幻想和失望都保留給自己。

46

我對運動和如今的健身，一直抱著純粹且歷久彌新的鄙視。動來動去、滿身大汗，然後期待從中得到某些好處，似乎只是在浪費我的時間。當然，健身之後，我偶爾有覺得神清氣爽、強壯而健康的時刻，但每次需要換上運動服前往健身中心或出門散步或做任何一件需要動動身體的事，我就很容易忘記這些時刻。

我平常很害怕運動，所有運動。但我緊接著會為自己的懶惰、消極、完全缺乏自律與自尊心而覺得自己很糟糕，因為理智上，我知道運動對我有益。我對運動的仇恨真令人遺憾，因為運動是人體不可或缺的事；它是減重和健康的關鍵元素。我知道輕重。

要維持身材，每一磅的體重必須攝取十一大卡的熱量。要減去一磅的脂肪，你必須燃燒三千五百大卡。如果你是個體重一百五十磅的女人，三十分鐘的有氧運動大約燃燒兩百二十大卡的熱量；三十分鐘的橢圓滑步機訓練大約燃燒兩百八十大卡；健走一英里則大約消耗一百大卡。以我的體型，我燃燒熱量的速度遠超過體重一百五十磅的女人；知道這一點應該能讓我稍微感到安慰，但是天啊，我並不開心。

我的房間角落擱著我的臥式腳踏車，當我特別有減重的衝勁，我會一天騎上一個小時。那是流汗和閱讀的大好時光。我有幾個啞鈴，只要記得，我會拿起啞鈴伸展和蜷曲手臂。我有一顆大型的健身球，我會坐在上面做腹部運動和深蹲之類的動作。關於運動，我的毛病不在於無知，而在於惰性。

這些年來，我曾加入無數個健身中心。我跟著教練健身，不過做得心不甘情不願，因為我很討厭被人指使著做事，而當指使我的人身材苗條結實得不像話，而且通常長得很漂亮，還收我一大筆鐘點費時，更讓我的怨氣翻漲好幾倍。

我是星球健身（Planet Fitness）的會員，不過我從沒踏進附近的健身房一步。基本上，我每月捐出十九塊九九美元養活這家公司，並且維繫著只要我想健身就可以任意走進全國任何一家星球健身中心的想法。

多年以來，我斷斷續續跟著教練健身；我明白專業的支持或許可以協助我改善體能。我最近的教練是一位在印第安納州出生長大的年輕人，名叫緹傑。他矮矮的，很結實，身材好得難以置信。健身就是他的全部生命。他渾身上下散發著年輕、健康和十足的幹勁，前途一片光明。他大力鼓吹以雞胸肉為蛋白質來源，配上芥末醬，因為芥末不含脂肪而且熱量很低。他沒有一次上課不提到他的飲食生活，我真替他和他的餐盤感到悲哀。我擔心他不認識可以讓食物變得美味的香料、調味品或其他東西。

緹傑似乎從來不知道該拿我怎麼辦，因為我既不容光煥發，也不年輕、快活。他配合我的步調運動，隨時替我加油打氣。他不是那種打算撕裂我的靈魂的魔鬼教練；他很誠懇、善良、認真，我猜我是他的障礙、他的課題。他是那麼興致昂揚。他衷心相信「健康生活型態」的好處。他讓一切看起來如此輕鬆愉快，而我卻氣喘吁吁、汗流浹背、全身發疼。我們一起健身的時候，我總想殺了這個男人。我常擔心我會隨時暴斃，我上氣不接下氣，心臟在胸膛裡怦怦狂跳。有時候，當他要求我做的事情似乎遠超過這個肥胖身體的能力範圍，我想放聲尖叫：「你沒看到我很胖嗎？」我有一次向他提出這個問題，他非常平靜地回答：「所以我們才在這裡啊。」我走到旁邊拿水壺，一邊大口喝水一邊嘟囔：「去你的。」

老實說，我經常咒罵他，而他總心平氣和地面對。每次上課，他都在課程中增加一項運動，或者提高原有項目的強度。每次上完課，我總是腿軟腳軟地爬上車，納悶我要去哪裡找到力量再回來上課。我坐在車上（有時一坐就坐了十分鐘），全身浸在汗水裡，不停喝水。我會拍張自拍照貼到Snapchat，配上憤慨的文字說明我多麼痛恨運動；而當我在推特分享這些自拍照時，人們會給我鼓勵與建議，儘管這些都不是我要的。我只是在發洩我的痛苦；我是在討拍。

當我獨自上健身房，我總覺得每一雙眼睛都在盯著我瞧。我想辦法挑不會有太多人的時段，一方面是為了保護自己，一方面也是源於我的自我厭惡。我的自我意識會在健身房裡大幅膨脹。不知道為什麼，積極勞動身體會讓我覺得更脆弱。當然，還有自我懷疑，有個糾纏著我的聲音叫我不必費事，它說我不屬於健身房，說我為了健身所做的種種努力都很可悲且自欺欺人。

我知道如何使用絕大部分器材，但每次爬上跑步機和飛輪機我總會緊張兮兮，因為我覺得那些機器不是為我這樣的人設計的。我痛恨別人看見我——這個胖子——在健身，不請自來地替我打氣：「幹得好」或「再接再厲」或「加油，妹子」。我不要鼓勵；我沒興趣知道別人對我出現在健身房有什麼意見；我不需要陌生人的肯定。那些肯定很少是出自真心的鼓勵或善意；它們表露出的，是對脫序身體的恐懼。它們是對「好胖子」行為的虛偽獎賞；在人們心中，好胖子只想減肥，而不乾脆建立健康的行為習慣。

我在健身房的時候，只想一個人安安靜靜悽悽慘慘地流汗。我想消失，直到我的身體不再是個壯觀奇景。不過我無法消失，所以我要嘛優雅地面對這些不請自來的對話，要嘛充耳不聞，因為如果我允許自己失控，我的怒氣將洶湧而出，一發不可收拾。

47

許多年前，我有一次上健身房，六輛臥式腳踏車——我的首選健身器材——有五輛被一群窈窕美女佔據。她們大多一頭金髮，只比我早幾分鐘抵達、搶佔了地盤。我東張西望，納悶是不是有人在拍電影，或者我是不是撞上了姊妹會的健身時間。我推測不出這些年輕女郎在我選擇運動的時段上健身房的確切原因，但她們顯然是結伴而來的。我被惹得火冒三丈，只要看見很瘦的人上健身房，我總會怒氣衝天，我才不管她們很可能正是因為上健身房才如此苗條。我覺得她們用完美而緊緻的身材在嘲笑我；她們在炫耀她們的幸運與紀律。

她們使用運動器材的模樣很矯情。她們把電腦設定在最具挑戰性的等級，泰然自若的表情彷彿說著，「這根本不算什麼。」她們的身體閃耀著一層薄薄的汗珠，而不是激烈運動過後的揮汗如雨。她們穿著小巧可愛的衣服——短褲很短，布料只是聊備一格，算不上真正的衣服；窄背心則有挖背設計，盡可能露出她們的完美身體。她們知道自己勤於運動、身材姣好，想讓其他人也都知道。

那一天，我被迫使用我最討厭的那輛腳踏車——最靠近有氧運動及重量訓練室入口的那一輛。如此一來，我流汗、喘氣和所有怪癖都將赤裸裸地呈現在進出隔壁房間的每個人眼裡。我坐上機器，設定六十分鐘，心知我會在四十分鐘的時候喊停，但假如到時候還沒累死，我還有一點空間鞭策自己。我對隔壁的女孩投以一瞥；她比我早兩分鐘坐上腳踏車。到了第四十分鐘後，我的雙腿熾烈地燃燒。我望向我的鄰座，她也回望我。她從頭到尾在打量我，好奇我究竟能撐多久。

第四十五分鐘過去後，我再度跟隔壁的冤家對頭四目交接，看見她眼中的一絲閃光。我知道這是怎麼一回事；她在對我下戰帖。她要讓我知道，不論我能撐多久，她都能撐得更久；她決不會讓一個死胖子打敗她。到了第五十分鐘，我很確定自己隨時會心臟病發。我頭暈目眩、全身發軟、雙腿顫抖，但我寧死也不願輸給那個自大的小妞，那個賤貨。到了第五十三分鐘，她盯著我，身體前傾，雙手緊抓腳踏車的把手。我調高音樂的音量，開始隨著節拍搖頭晃腦。第五十四分鐘，她咕噥了一聲，直勾勾地瞪著我。最後，她停了下來，我聽見她說，「真不敢相信她還在上頭。」她的同伴點頭同意。六十分鐘到了，我平靜地停下腳步，拉開緊貼肌膚的運動衫，把腳踏車抹乾淨，然後緩緩走出房間，因為我的雙腿軟得像橡皮一樣。我試著投射出自信與力量；我知道她在看我。我神氣十足，一時得意忘形。然後我走進廁所吐了起來，在擁抱空洞勝利的時候，暫時忘卻舌後根嚐到的苦澀滋味。

48

我有許多熱愛運動的朋友，而且由於我在社群媒體上交往熱絡，我經常看見他們張貼照片，展現身體上的成就。他們穿著短褲和 Under Armour 運動衫，完全貼合他們健美結實的身材；被汗水濡濕的頭髮，則緊緊貼著他們的臉頰。他們趾高氣昂地舉著比賽的背號，驕傲地展示完成了5K、10K、半馬和全馬的獎牌。他們有時甚至參加更荒唐的比賽，例如強悍泥人（Tough Mudders）、鐵人三項和超級馬拉松。他們用 app 把運動成績登錄到臉書和推特：「我跑了六點二四英里」、「我騎車騎了二十四點五英里」。或者，他們更新自己的狀態：「爬了一座山，在山頂享受野餐。」伴隨這些貼文的照片，顯露出人們閃耀著健康與活力。

他們以自己的身體成就為榮，這點無可厚非，但在我氣量最狹窄的時候（這是常有的事），那感覺像幸災樂禍。或者，容我坦白說，他們是在吹噓我永遠無法體會的、身體所能提供的滿足感與成就感。我一讀到這類貼文就生氣，因為這些人在做我做不到的事。他們在做我希望、也極度渴望有一天我理論上能做的事，儘管我不會真的去做，因為我對運動和戶外壓根不感興趣。我不是生氣，是嫉妒，嫉妒得發狂。我想加入活躍的世界。我渴望得厲害。有那麼多事情讓我深深渴望。

49

我的自我意識強烈得無法衡量。我隨時隨地強烈地注意存在於這個世界的這副身體，因為我知道當人們注視我的時候，他們是在想什麼、看到了什麼。我知道我打破了有關女人應該長什麼樣子的潛規則。

我對自己佔據的空間高度敏感。身為女人、身為胖女人，我不應該佔據空間。然而，作為一個女性主義者，我被鼓勵去相信我可以佔據空間。我活在一個矛盾的世界，在這裡，我應該想辦法佔據空間，但不能太過火，也不能用錯了方式，而所謂的錯誤方式，就是跟我的身體相關的任何方式。每當靠近其他人，我總試著縮成一團，以免我的身體擾亂了別人的空間。我把這件事情做到了極致。在五個鐘頭的飛機航程裡，我會緊緊壓著窗戶，手臂塞進安全帶下，彷彿試圖在過度的存在中製造空無的假象。我沿著人行道的邊緣走路，在室內則緊貼牆壁。當我感覺後面有人，我會盡量走快一點，以免擋了他們的路，彷彿我比任何人都沒有權利身處於這個世界。

我對自己佔據的空間高度敏感，而我討厭自己必須這樣，所以當身旁的人對自己佔據的空間毫不自覺，我會勃然大怒。我嫉妒得發狂。我痛恨他們不必留意自己如何佔據空間。他們想怎麼走路就怎麼走路；他們的肢體可以越過座椅扶手；不論在什麼地方，他們可以磨磨蹭蹭、伸伸懶腰，然後一笑置之。我氣他們不必批判自己，或者對自己塞滿的空間有任何顧慮。對於佔據空間，他們的輕鬆自如感覺很惡毒，彷彿沖著我來。

或許，我對自我的執迷也強烈得無法衡量。不論身在何處，我總納悶自己該站在什麼地方、看起來怎樣。我想，我是這棟公寓大樓裡最胖的人，我是這個班上最胖的人，我是這所大學裡最胖的人，我是這間戲院裡最胖的人，我是這班飛機上最胖的人，我是這座機場中最胖的人，我是這條高速公路上最胖的人，我是這座城市裡最胖的人，我是這項活動中最胖的人，我是這場會議上最胖的人，我是這家餐廳裡最胖的人，我是這間購物中心裡最胖的人，我是這個委員會中最胖的人，我是這家賭場裡最胖的人。

我是最胖的人。

這是時時刻刻縈繞在我心頭的破壞性語言，我無法逃脫。

50

我怕人。我怕他們有可能怎麼看我、瞪我、談論我，或者對我說殘忍的話。我怕小孩，怕他們的天真和殘酷的誠實，怕他們會傻呼呼地看著我、大聲談論我、問他們的爸媽——或者有時候甚至問我，「你為什麼那麼大隻？」。我怕他們的爸媽絞盡腦汁試圖做出適當回應時的尷尬沉默。

我對那個問題沒有答案，或者我有，但我就是沒有足夠時間或肚量來貢獻我的答案。

於是我怕人。我聽到粗魯無禮的竊竊私語；我看到他們的目光和嘲諷和竊笑；我看到稍微掩飾或公然的嫌惡。我假裝視而不見。我盡可能把這一切阻擋在外，好讓我可以稍微佯裝平靜地呼吸與生活。拜這副身體所賜，我得應付一長串無聊透頂的閒言碎語，說真的，我覺得煩了。這是我們生活的世界。外表很重要，我們大可以說，「但是，但是，但是……」但是沒有但是，外表很重要，身體很重要。

我可以輕易變成宅女，躲避這世界的殘酷。大多數日子裡，我得費盡精神鼓起莫大勇氣來換好衣服、走出家門。不需要教書或出差的時候，我把大多數時間用來說服自己不必出門。我可以叫外賣；我可以拿家裡的東西湊合湊合。明天，我承諾自己，明天我會面對世界。如果已經接近週末，星期一之前還有好幾個明天。還有好幾個明天可以讓我欺騙自己，我可以盼望自己建立更堅強的防備，來面對如此殘忍對待我的世界。

51

我有兩種打扮風格。一種是我平常穿的衣服，主要由深色牛仔褲、黑色T恤，以及特殊場合的正式襯衫構成。這些衣服隱藏了我的懦弱，讓我覺得安全。那是我用來面對世界的鎧甲，而我可以肯定地告訴你，鎧甲絕對有其必要。我告訴自己，這就是我需要的武裝。當我穿著平常的裝扮，感覺很安全，彷彿我可以藏身在眾目睽睽之下。我變得不那麼醒目。我的確佔據了空間，但我是以如此謙遜的態度佔據空間，所以比較不成問題，比較不礙事。我就是這樣告訴自己。

我的另一種風格佔領了我絕大部分的衣櫃，充斥著我沒有勇氣穿的衣服。

我根本沒有別人以為的那樣大膽。身為作家，我可以拿文字當武器恣意妄為；但是當我必須帶著這副身體走進世界，勇氣便棄我而去。

我很胖；我身高六呎三；無論怎麼看都架式十足。我引人注目，而我的本性卻極度渴望不被人看見。

但我熱愛潮服。我喜歡想像穿上艷麗的色彩，以及帶有趣味剪裁並且可以露出我傲人上圍的低領上衣。我有幾件精緻的禮服長褲，我喜歡看著它們掛在衣櫃裡，那麼帥氣和專業，那麼不像我。我夢想著穿上長裙或者有大膽亮麗條紋的長洋裝。光想像穿上可以露出我棕色臂膀的無袖衣服，就會讓我一時忘了呼吸。強烈的虛榮心在我的胸膛裡悶悶地燃燒。我想變漂亮，我想要快樂，我想以既有的身體變得漂亮。

我的生命故事，就是不斷嚮往與渴望我無法擁有的，以及我不敢允許自己擁有的一切。

許多早晨，絕大多數的早晨，我站在衣櫃前，為了當天的裝扮大傷腦筋。真的，這是一場繁瑣又耗費心神的演出，而最後的結果卻總是千篇一律。但我有我的幻想，而我以嚇人的頻率和幹勁來滿足幻想。我試穿各式各樣的服飾，驚嘆我擁有的每一件可愛衣服。如果我覺得特別有勇氣，我會看看鏡子裡的我。看著自己沒穿平常的衣服、看著自己的身體包覆在色彩或牛仔褲和棉質上衣以外的其他衣物裡，總讓我大吃一驚。

有時候，我從中挑出一套衣服，走出房間。那是平凡無奇的一刻，但對我而言並非如此。我下定決心：今天，我是個專業人士，我要有專業人士的樣子。我做早餐，收拾東西準備上班。我感覺奇怪而扭捏。沒多久，我開始覺得這些不熟悉的衣服勒住了我。我看到也感覺到每一塊討厭的隆起和線條。我的喉嚨緊縮，無法呼吸。衣服在收縮。袖子成了止血帶，褲管無異於腳鐐。我開始驚慌失措，還沒回過神來就扯掉了亮麗的衣服，因為我不配穿它們。

當我套上平常的衣服，再度得到安全的偽裝。我又可以呼吸了。然後我開始恨自己，因為我似乎無法約束我那失控的身體，因為我在面對其他人可能有的想法時是如此懦弱。

52

人們偶爾試著為我提供時尚建議；他們說市面上有好多服飾供大尺碼女孩選擇。但他們心裡想的是一種特定類別的大尺碼女孩。對於我這種超大尺碼的女孩，市面上的選擇寥寥無幾。

買衣服是個折磨；那是胖子必須承受的眾多羞辱之一。我痛恨買衣服，好多年來都是如此，因為我知道我絕對找不到真正想穿的衣服。我們聽到有關肥胖症在美國如何成了重大問題的統計數字，然而，供胖子買衣服的商店依然屈指可數，而那些店裡的衣服多半醜得要命。

一般而言，我們可以去 Lane Bryant、the Avenue 和 Catherines 買衣服。其他商家——Maurices、Old Navy 和各個百貨公司——也有為數不多的加大尺碼服飾。另外還有提供大號服裝的網路供應商，但它們不是大好就是大壞，你得碰碰運氣。不過有個問題——這些商家多半沒有超級病態肥胖者的尺寸。Lane Bryant 的尺碼通常最大到二十八號，其他商家也是如此。The Avenue 比較慷慨，最大尺碼可以到三十二號。如果你的尺碼還要更大，而我的尺碼就更大，你的選擇極其有限，時髦好看不在其中之列。

你也可以選擇穿著男性服飾，我有時就這麼做。大尺碼男性服飾的選擇稍微多一點，百貨公司通常就有賣。儘管如此，品項還是相對較少，而且最近幾年，這類服裝全被歸入男性休閒服範疇。

二十多歲時，我比較喜歡穿男性服飾，因為我可以隱藏女人味，覺得安全一些。但男性服飾往往不合身，它們的設計和剪裁沒照顧到胸部、腰身和臀部曲線。它們沒打算讓女孩覺得漂亮。

由於我的服裝選擇少得可憐，所以我充滿了渴望。有太多事情我沒辦法去做，例如去購物中心逛街，或是跟閨密交換衣服。我的那個人沒辦法買衣服給我當禮物。我翻閱時尚雜誌，對眼前所見垂涎不已，心知這樣的美麗是我此刻所無法企及的。這些是微不足道的渴望，卻又不盡然如此。

在我頻繁造訪的大城市，通常是紐約和洛杉磯，我越來越意識到我的打扮缺乏品味，因為我置身在衣冠楚楚的人群之中，他們穿著我渴望穿的衣服，前提是……

我很少覺得自己有魅力、性感或衣著體面。我不知道穿上我真正想穿的衣服是什麼滋味。只要衣服合身我就買，因為合身的衣服實在太少。我不喜歡圖案，不喜歡繡花。胖女服飾的設計師從來沒接到這份備忘錄。

我很氣憤時尚產業完全沒意願替更多元化的體型設計服裝。

青春期到二十歲出頭之間，我經常跟媽媽一起去買衣服，我看得出來她對於我被迫購買衣服的地方感到多麼洩氣。我看得出來她希望自己的女兒擁有一副不同的身材；我看得出來她的羞辱與挫折。有幾次，她告訴我，「我希望這是我們最後一次得在這裡買東西，」我喃喃地答應。我心裡藏著同樣的希望，但我也知道這不會是最後一次。對於她的話，對於她對我的失望，對於我沒有能力當個好女兒，對於我又多了一件辦不到的事——跟媽媽開開心心逛街的簡單喜悅；我心裡藏著許多挫折，或憤怒。

幾年前，我在一家服飾店裡，獨自一人。我想找幾件漂亮衣服穿，我想為了某個愛我的人打扮自己。這個人愛我原本的面貌，也教會我照顧自己，不論大事小事。為悅己者容是一件新鮮事，我喜歡。我在這家店裡，正想找幾件漂亮鮮豔的衣服。這時，一名年輕女孩哭著從試衣間跑出來。我沒有權利洩露詳情，但她非常沮喪，她的母親用相當羞辱人的方式對待她。我當場悲從中來，因為看見如此熟悉而痛苦的場景，實在令人難以承受。胖女兒和苗條母親之間的關係特別錯綜複雜。

我曾經是那個女孩，胖得穿不下店裡的衣服，只想找一件、任何一件塞得進去的東西，同時想辦法應付另一個人的評論。這個人沒有惡意，卻忍不住發出尖銳而不體貼的評語。服飾店裡的那個女孩，是全世界最寂寞的女孩。

我不喜歡擁抱，但我想把那女孩擁入懷裡。我想為她擋住這個以超乎想像的殘忍對待體重超重者的世界。但我其實無能為力，因為我瞭解這個世界；我也活在這個世界。對於殘忍的瞪視和評語、太小的座位，以及對你太大的身體而言太小的每一樣東西，你無處可躲、無處可逃，沒有安全的地方。

最後我跟著她走回試衣間，告訴她她很漂亮。她確實很漂亮。她點點頭，眼淚順著臉頰汩汩地流淌。我們倆接著各自逛各自的街。我想撕下她媽媽的臉。我想打電話給我的那個人聽聽善良的聲音。我感覺跌進了自我厭惡的漩渦，想找個人把我拉出來。我想一把火燒掉這家店。我想放聲大叫。

當那女孩跟著媽媽走出商店，她還在哭。她的臉龐、她眼中那一抹我太熟悉的眼神，以及她試圖把如此醒目的身體縮成一團的努力，這一切全在我腦中揮之不去。她想要不被注目卻辦不到。渴望如此微不足道的事並且如此迫切地需要它，真令人難以承受。

53

我從沒想過我是那種會去刺青的人。刺青在我家人眼中充其量是罪惡的印記，無疑會讓他們皺起眉頭。但是事發之後，我已不是個好女孩，我不必遵守以往奉行不誤的規則。我知道爸媽會抓狂，因為在他們心裡，我還是原來的那個女孩。但我紋上刺青和他們無關。這件事情的重點，是我做了一件我想做的事、我自己為我的身體選擇的事。

所以我在十九歲那年紋上第一個刺青。最初的圖案是一個插了翅膀的女人。紋身藝術家一邊告訴我刺青不會痛，一邊用酒精消毒我的手臂、用塑膠刮鬍刀刮除他的人體畫布上的汗毛。我等待著疼痛，卻毫無知覺。我安靜地坐著，望著墨水慢慢滲進我的皮膚。二十多年以後，當我看著墨色的弧線，我依然看得到那個插了翅膀的女人，一個可以逃離一切的女人，甚至她的身體。

沒多久，我紋上第二個刺青。這次是個紅黑相間的部落圖騰，就在我左前臂的第一個刺青下方。但願我能說我選擇的刺青圖案是經過周密思考的，但我不能。我只是想對我的身體（的印記）有所掌控罷了。

我明白在我的刺青和我想隱形的渴望之間存在著內在衝突。人們會注意到刺青。我的刺青經常成了聊天的話頭。人們會問我的刺青有什麼重要性或意義，而我沒有好的答案。或者更確切地說，我沒有別人想聽的答案：方便、簡單的那一種。

我最初的幾個刺青都小小的，屬於實驗性質。然後圖案越來越大，橫跨我的整片皮膚。我熱愛刺青這個行動。設計倒不是重點，真正重要的是刺青的過程。我熱愛觀看藝術家架設工作空間，把墨水、刺針和刮鬍刀一一排列就緒。有了這些刺青，我得以說，這些是我為我的身體大聲同意所做出的選擇。這是我給自己的印記。這是我收回身體主權的方法。

二〇一四年，我在太浩湖（Lake Tahoe）的一個短期藝術進修課程授課時，紋了一個新的刺青；這是我多年來的第一個刺青。紋身之前，我跟柯勒姆・麥肯（Colum McCann）、喬許・威爾（Josh Weil）、蘭達・杰拉爾（Randa Jarrar）幾位作家一起坐在湖畔的火堆旁。我不是在自抬身價，只是碰巧跟這些人在一起，因為我們在同一所學校授課。柯勒姆帶著他輕快的聲調和明亮的雙眸問我，「說說看，這些刺青有什麼涵義？」這是我經常被問到的問題。問題帶有一絲侵略性，但是當你公然用深色墨汁在身上做記號，就是邀請別人對你展開這樣的攻擊。人們想知道背後緣由。我們想要越過界線；我也包含在內。我想，我們身不由己。我向柯勒姆陳述一個版本的事實，有關於我為什麼如此在我的身上做記號，以及至少收回皮膚的部分主控權對我而言有什麼意義。

此刻，人生過了一半。假如一切得重頭來過，我會做出不同的選擇，但我仍然會紋上刺青。

我不時會冒出刺青的衝動。我會冒出跟我的身體用幾乎不被允許的方式產生聯繫的衝動。我會出現被人以那非常特別的方式撫摸的衝動；紋身藝術家抓住我的部分身體，他們的手套在乳膠手套裡，一邊使用著工具——更像是武器——一次又一次用一排針戳進我的皮膚，柔順的肌膚開始覺得越來越疼。

接受紋身有一定程度的屈服成分，所以我當然非常享受這種有節制的屈從。我喜歡把身體交給陌生人發落幾個小時。我喜歡這種疼痛；這種痛並不劇烈，但在刺青槍無止無盡哀鳴的伴隨下，疼痛卻不可思議、令人氣憤地持續不斷，在我身上留下永恆的印記。在太浩湖替我刺青的那個傢伙，執迷於宣示自己的主權地位。他讓你清清楚楚知道他是這裡的老大。當他在我身上刺青時，他確實說出，「我是個阿爾法男*，」毫不誇張，

* 阿爾法（α）是希臘字母的第一個字母，「阿爾法男」(alpha male）被用來稱呼第一名、最好的男性，也指群體中居重要地位的強勢領導男性。

而我得用盡力氣克制自己別翻白眼。

刺青過程中，疼痛無時無刻不在，有時會持續好幾個鐘頭，但它不見得符合疼痛一般帶給人的感受。關於這一點，我的話或許不太可靠。我對疼痛的感受和大多數人不同，也就是說，我的容忍度比較高。也許太高了。但是刺青的疼痛是你必須屈服的疼痛，因為一旦下了針就無法回頭，否則你會留下一個不僅永久而且未完成的印記。我喜歡這樣的不可逆性。你必須允許自己承受這樣的痛苦。你選擇了受苦，到了最後，你的身體將有所不同。或許你的身體會變得更屬於你。

我的體重超重。我希望我不會一輩子超重，但至少此刻，這是我的身體。我已逐漸跟我的身體達成和解，試著不要為它如此羞愧。當我用墨汁為自己做記號，或者說當我請別人為我做記號，我收復了我對部分肌膚的主權。這是一個漫長而緩慢的過程。這是我的堡壘。

54

訴說我的身體故事，就是在訴說關於羞恥的故事——以我的長相為恥，以我的軟弱為恥，以明知改變身體操之在己卻仍年復一年一成不變的事實為恥。其實我很努力，真的。我飲食得當，我運動健身。我的身體變得越來越小，開始覺得更像我自己的身體，而不是我背在身上的、肉做的牢籠——那就是我出現新的恐慌的時候，因為人們用不同的眼光看我。我的身體成了另一種話題。我擁有更多的服裝選擇，當我可以鑽進小了好幾號的褲子，或者當襯衫的肩線輕易落在肩膀上的時候，我一時心醉神迷，藏在胸膛裡的虛榮心不斷膨脹變大。

在這些時候，我望著鏡中的自己，更細長、更有稜角。我認出我可以擁有、應該擁有、原本可以擁有也希望擁有的那個我。那個版本的我很嚇人，或許甚至很漂亮，所以我慌張了，短短幾天或幾星期之內，我抹去所有的進步，退回原來的樣子。我停止上健身房，停止正確飲食，直到我再度感到安全。

對於自己，我們大多數人都有一個會嚇壞自己的版本。我們擁有不完美的身體，不知道該拿它如何是好。我們內心藏著恥辱，因為要以此刻的面目示人，不多不少，實在令人難以承受。

恥辱是件很難應付的事。我確實會因為肥胖而遭到羞辱。當我走在街上，男人把頭探出車窗，對我咆哮粗俗的字眼，內容無非關於我的身體、他們的看法，以及我讓他們傷眼、不符合他們的偏好和慾望，讓他們多麼心煩。我想辦法不把這些男人當成一回事，因為他們真正要說的是，「我不被妳吸引，我不想操妳，而這把我搞糊塗了，動搖了我對我的男子氣概、我應有的權利，以及我在這個世界上位置的認知。」我沒有義務用我的身體去取悅他們。

然而，當我被如此公開且粗暴地提醒這些看法，面對自己的感受，我很難堅持自己的信念。我很難不覺得我是個毒瘤，而我必須竭盡所能確保這些男人以後不必再迫不得已地嘲笑我。

「肥胖羞辱」真實存在、持續不斷，而且相當尖銳。有些人相信他們可以折磨胖子，把他們逼到去減肥、約束自己的身體，或者從公共領域中消失；這種人多得令人震驚。他們相信自己是醫學專家，於是羅列一連串與肥胖有關的健康問題，作為個人的攻擊。這些施虐者道貌岸然地點破顯而易見的事實——我們的身體不受約束、目中無人、肥胖；他們自認是在主持正義。這是一種奇怪的、以公德心自居的殘酷。當我因為肥胖而遭到羞辱，我感到憤怒，於是益發頑固。我想吃得更胖來對羞辱我的人出一口惡氣，儘管我最後真正傷害的人，只有我自己。

55

我的心裡塞滿了渴望與嫉妒，而我嫉妒的事情多半很糟糕。我看過《夜線》＊的一個專題，旨在揭露飲食失調症的驚人內幕。我病態地沉迷於這類節目和它們介紹的人體。厭食症女孩的憔悴面孔和枯瘦的身體有一股莫名的魔力，立刻吸引了我，同時令我反感。我納悶是什麼東西讓她們的身體可以不至於散架。我嫉妒她們的肌膚被纖細的骨架繃得緊緊的；我嫉妒她們的衣服懶洋洋地垂著，彷彿不是穿在身上，而是飄浮在空中——不折不扣的聖服，光環似地獎賞她們的苗條。記者以鄙夷的語氣描述這些女孩是如何讓自己熬過嚴格的健身鍛鍊、如何忍饑挨餓、如何執迷於自己的身體。

儘管如此，我仍然妒火中燒，因為這些女孩有意志力、有決心為了自己想要的身體而付出一切。我忽略她們日益稀疏的頭髮、崩壞的牙齒、體內器官化為一團糊糊的肉。相反的，我情願執迷於她們的身體，就像別人關注我的身體。我告訴自己，很快的，我會變成那個只吃一片蘇打餅乾就喊飽的女孩。我會變成那個花好幾個鐘頭待在健身房、身上套著鬆垮垮衣服的女孩。我會變成那個把手指巧妙地伸進喉嚨，小心翼翼排掉身體多餘卡路里的女孩。我會變成那個讓每個人又愛又恨的女孩。我的牙齒泛黃、頭髮脫落，但我的身體終於開始變得更符合規範，直到它枯槁凋萎，最後消失無蹤，不再佔據空間。

不知怎麼的，我一直沒變成那樣的女孩。然後我厭惡自己，因為我渴望著那麼糟糕的事；我恨這個世界，因為它厭惡我的身體、厭惡我的身體是如此龐大而礙眼；我恨這同一個世界，因為它強迫太多女孩和女人竭盡全力讓自己消失無蹤。我的憤怒通常是沉默的，因為沒有人想聽一個胖女孩佔據太多空間卻仍找不到容身之處的故事。人們寧可聽皮包骨女孩的故事；她們忍饑挨餓、運動過度、面如死灰、蒼白枯瘦、在眾目睽睽之下失去了人影。

＊《夜線》（*Nightline*）是美國廣播公司播出的深夜節目，探討各種社會議題。在二〇〇二年，被選為 TV Guide 最偉大五十個電視節目之一。

56

我經常嘴饞，就算肚子不餓也不例外。心情不好的時候（而我經常心情不好），我會大吃特吃。我跟自己否認這件事。我告訴自己，我不會整天無所事事坐在那裡吃糖或奇多隨口脆這些零食。那是真的。我家裡不放垃圾食品；我沒有吃垃圾食品的習慣。不過話說回來，我會迷上某一種食物，接連好幾天、有時候好幾個星期吃個不停，直到吃膩了為止。我猜，這是一種強迫症。

吃正餐的時候，我不懂得控制份量。我是個求全主義者。如果盤子上有食物，我必須吃完；如果灶上有剩下的食物，我必須吃完。我很少留隔夜菜。一開始感覺很棒；我細細品嘗每一口食物，整個世界離我遠去。我忘記了壓力與悲傷，只關心嘴裡的滋味，以及「吃」這件事帶來的出乎尋常的快樂。我開始覺得飽足，但我忽略那份飽足感，然後飽足感消失了，我只感到噁心。儘管如此，我還是吃個不停。等到清光所有食物，我不再感到舒暢。我感受的是內疚和難以克制的自我厭惡，大多數時候，我找其他東西吃來紓解那些感受，而且奇怪的是，我這麼做也是為了懲罰自己、讓我更不舒服，以便下次能記得飲食無度會讓我多麼沮喪。

我從不記得教訓。

這就是說，**我懂得肚子不餓時的飢餓感覺**。我父親相信飢餓與否取決於大腦。我的看法不同。**就我所知，飢餓不僅存在於大腦，也存在於身體、存在於心、存在於靈魂之中**。

57

我有慢性胃食道逆流的毛病，因為我以前經常一吃完飯就想辦法催吐。這種行為有個名稱——「暴食症」＊，但是把這個名詞套在我身上，總感覺奇怪。有一段期間，我確實努力想成為我嫉妒的那種女孩，那種有足夠自制力讓自己飲食失調的女孩。我告訴自己，我那麼做的時間不算太長。那不完全是實話。我做了兩年，不算太長，但也已經夠了。或者，我不想把這個名詞套在自己身上，因為那是好久以前的事了；而這絕對不是實話。我大概四年前才停止給自己催吐。有時候，我故態復萌。有時候，我就是想排空身體裡的所有食物；我想要感受空無。

很久很久以前，我開始排空身體，因為我想要感受空無。我想要感受空無，卻也想填滿自己。那時，我不是個青少年，甚至不是二十多歲。我已經三十幾了，終於，我找到足以讓自己飲食失調的自制能力。頭一天晚上，我想吃超大的肋眼牛排，五分熟，配上冰涼的生菜，佐以沙拉醬、麵包丁和起司。我從超市找到兩片油花均勻的厚切肋眼牛排。我買了一包雙層內餡的奧利奧餅乾。我上網求教，就像個十足的摩登女郎。我花時間學習如何先暴飲暴食再催吐，網上的資訊讓我既著迷又震驚。我得知催吐之前先大量喝水會有幫助，而暴食一開始應該先吃胡蘿蔔，這樣你就有一個視覺記號，標示出你已經排掉吃進去的所有食物。我得知回吐的巧克力味道最可怕（事實證明這是千真萬確的）。我得知我的手指有可能被牙齒咬破，而胃酸有可能腐蝕我的指節（這些事情也是千真萬確的）。

當我覺得自己準備充分，我煮了晚餐，想到我可以大吃特吃而不必擔心後果，心裡就湧上了一陣興奮。我說服自己，這是一場夢。我吃得盤底朝天，牛排、一大盤沙拉、整包餅乾。我的胃撐得發疼，我感受到前所未有的胃脹和噁心。我不想等太久，於是衝到廚房水槽，灌下三杯開水、一邊乾瞪著鋁製的水槽一邊把兩根手指伸進喉嚨。得戳幾次才管用，不過很快的，我開始乾嘔，淚水浮上眼眶，然後胃開始翻滾攪動，把剛剛吃進去的東西吐得一乾二淨。完事以後，我打開水龍頭和垃圾攪拌機，有關這次罪行的一

＊ 暴食症（bulimia）是一種飲食障礙，患者會在暴飲暴食之後利用催吐等方法企圖排空食物，通常是因為害怕肥胖。

切證據緩緩消失，湮滅殆盡。就這麼一次，我吃完飯之後不覺得羞愧。我覺得棒極了。我覺得一切都在我的掌控之中。我納悶自己為什麼拖了那麼久才決定嘗試催吐。

當你很胖，沒有人在乎你是否飲食異常，他們會扭過頭去，或假裝視而不見。你可以隱身在眾目睽睽之下。我這一生多半以這樣或那樣的方式隱身在眾目睽睽之下。我很難勉強自己不那麼做，很難勉強自己願意被人看見。

我本來不胖，後來才把自己吃胖。我需要一副牢不可破的厚實身體。我不像其他女孩；我這麼告訴自己。我可以吃我想吃的任何東西，以及她們想吃的任何東西。我多麼自由；我在自己打造的囚牢裡自由自在。

後來年紀漸漸增長，我還是吃個不停，主要是為了讓囚牢的圍牆保持穩固。那可比你想像的辛苦多了。然後我跟一個好男人建立了一段美好的感情，而且即將取得博士學位，生活逐漸步上軌道，我以為我看到了一個出路，可以逃出我自己打造的囚牢。結果我們分手了，我又被打回原形。我需要責怪某件事或某個人，於是我責怪自己；我責怪我垮掉的身體。醫生沒有勸阻我的自責，而這樣的默認本身就是一種酷刑——一位有資格做出判斷的醫學專業人士向你證實了你最恐懼的真相。

我的身體該被責怪；我該被責怪。我需要改變我的身體，但我也想吃，因為吃是一種安慰，而我需要安慰，卻拒絕向唯一能安慰我的人尋求慰藉。這是我早就習以為常的事。在到了最後那一步之前，我經常開玩笑地說我沒有暴食症，因為我沒辦法對自己催吐，但是當我真心想做一件事，我就會設法完成。我學會了如何替自己催吐，而且做得非常熟練。

我很胖，所以我隱身在眾目睽睽之下，不停地吃、吐，然後再吃。我告訴自己，我正常得很，沒什麼不對。一天，我的男朋友發現我躲在浴室裡抱著馬桶，發紅的雙眼蒙上一層水氣。場面很難看。「滾出去」，我低聲說道。我已經好幾個月沒對他或對任何人說出超過幾個字的話。

他抓住我，一把把我拉起來。他搖晃著我說，「這就是妳在玩的把戲？就是這樣？」我不發一語地瞪著他，因為我知道這會讓他更生氣。我想激怒他，好讓他懲罰我，這樣我就可以停止懲罰自己。他有權利懲罰我，我想激他這麼做，當作我的贖罪。他一直是個好男人，所以沒讓我的詭計得逞。他鬆開手放開我，走出浴室，一拳打在牆壁上。我很生氣，因為我希望他那一拳是打在我的臉上。

在那之後，他想辦法不讓我離開他的視線，他想拯救我免於自我沉淪。哈！哈！哈！我好多了；我這麼告訴他。一切都過去了，我不會再那麼做；我這麼告訴他。我想，我確實好多了，我變得更擅於掩蓋我的行跡。他不可能隨時隨地盯著我。我學會如何不發出聲響。我們好多了，達到這段關係的頂點，然後我畢業、搬家，他沒有跟我一起。我終於開始獨自生活，可以為所欲為。我是個事業有成的專業人士，所以比以前更容易隱身在眾目睽睽之中。

在這座陌生的城市，沒有人真正瞭解我。我有「朋友」，但還不到邀請他們到我的公寓、或熟悉到會讓他們看出端倪的地步。當我們上館子吃飯，朋友們提起我一吃完飯總會上廁所。「我的胃不好」，我委婉地答辯。這是一句半真半假的陳述。

我很快陷入失戀後的嚴重情傷之中。我記得他逮到我嘔吐的那一次，他說：「我很高興你在想辦法解決問題。」在他眼中，真正的問題出在我的身體，而他從不讓我忘記這一點。他懲罰我，我很開心。終於，我心裡想著，終於。他說出殘忍的評語、給我「忠告」，讓我牢記我的身體的每一個差錯確實都得怪我。「妳幹嘛跟那個混蛋在一起？」許多人問我，包括朋友以及在公共場合看到我們相處情況的陌生人。跟他交往越久，他讓我感覺越糟，而那讓我感覺越好，因為終於有人願意對我說出我早就知道的關於我自己的真相。

有些事情必須捨棄；有些事情非捨棄不可。我的哀傷開始消退。我意識到，我已經老得不適合這些狗屁倒灶的事了。我開始出現胃酸倒流的症狀，我明白我必須停止懲罰自己。經過三十多年以後，我終於找到最要好的朋友，她看過我最好和最糟的一面，就算我什麼都不說，她也會陪在身旁，我盡可以對她傾訴心情，一切都會沒事。知道你可以對某個人掏心掏肺是一種非常強大的感受，讓我想成為更好的人。

我想停下來，但想跟做是兩碼子事。我有一套例行程序。我先讓自己餓上一整天，然後吃一頓大餐，然後把那頓飯排出我的身體。我把自己排空，我喜歡那種空無的感覺。我忽略我的牙齒變黃、頭髮脫落、胃酸燒灼我的右手手指以及指節上的痂。「我為什麼掉頭髮？」我上網求教，彷彿我還不知道原委。

真相還要更複雜，而我不知道如何說出口。只要我用盡各種必要方法對付我的身體，我不認為我生命中的任何人甚至在乎這個真相。我們得擔心靠鼻胃管進食的形銷骨立的女孩，而不是我這樣的女孩。況且，我真的已經老得不適合應付所謂的青春期問題。我很難為情。現在也是。你不會瞧得起我；我是該死的一團糟。

我開始吃素，因為我需要找到比較不傷身的方法節制飲食。我需要一種不必每天把腸胃攪得天翻地覆的方法，好讓我轉移焦點。我以為我只會吃一年的素，但最後堅持了四年，直到我嚴重貧血，必須重新開始吃肉為止。

「火燒心」這個詞很容易引起誤會；它跟心臟毫不相干。或者，這個症狀與心脫不了關係，只不過兩者間的關聯跟你想像的不同。

58

有時候，人們會告訴我我不胖，我想，他們是出於善意。他們會對我說：「別那樣說你自己」，因為他們理解的「肥胖」是一件羞恥的事、一個侮辱的字眼，而我理解的「肥胖」，則是我自己身體的實際情況。當我使用這個詞，我不是在羞辱自己，而是在描述自己。這些偽君子會明目張膽地撒謊說：「你不胖」，或者給我一句無心的稱讚，像是：「你有一張漂亮臉蛋」，或「你真是個好人」，彷彿我不能既肥胖又擁有他們眼中的這些珍貴特質。

瘦子很難懂得如何跟胖子談論他們的身體，不論有沒有人請他們發表高論。這我懂，但佯稱我不胖或否認我的身體及其實際情況，是一種侮辱。以為我對自己的外表懵懂無知，是一種侮辱。而假設我因為自己肥胖而感到羞恥，也是一種侮辱，不論這有多麼接近事實真相。

59

能容納我這種身體的空間寥寥無幾。

有扶手的座椅通常讓人吃不消。那麼多椅子帶有扶手。瘀青往往持續不散，幾小時或幾天後還是一碰就痛。過去二十四年來，我的大腿有瘀青的時候比沒瘀青的時候還多。我把身體塞進沒打算容納我的座椅，當我在一兩個小時或更長時間過後站起來，血液瞬間往下竄，造成了劇烈疼痛。有時候，我在床上翻身，疼得呲牙裂嘴，這才想起，對了，我今天坐進了有扶手的椅子。還有些時候，我不小心瞄到鏡中的自己，或許是在裹浴巾的時候，我看見瘀青從腰部一寸寸延伸到大腿中段。我明白了實體空間如何懲罰我這種不受約束的身體。

疼痛讓人吃不消。我偶爾以為我會被疼痛擊垮。每次走進我恐怕得坐下的房間，焦慮便撲天蓋地而來。會有什麼樣的椅子？有扶手嗎？牢固嗎？我得在椅子上坐多久？假如我真的有辦法塞進狹窄的扶手之間，我最後能把自己拔出來嗎？假如椅子太矮，我有辦法自己站起來嗎？我無時無刻不停地如此自問，也無時無刻不停地責怪自己，因為是我讓自己置於因為身體肥胖而不得不應付這種焦慮的處境。

很多時候，這是一種無言的羞辱。人們有眼睛。他們可以一眼看出某張椅子太小，但他們不置一詞，眼睜睜看著我努力把自己塞進一張沒興趣容納我的椅子。當他們制定計畫把我放進這些不友善的地方時，什麼話也不說。我分辨不出這是不經意的殘酷，還是故意裝作一無所知。

上大學的時候，我最怕教室裡是那種連著桌子的座椅，我得想辦法把自己擠進去。我最怕坐進、或半坐進這種座位的羞辱，我的肥肉擠得到處都是，一條腿或雙腿發麻，桌子卡進我的肚子，讓我幾乎無法呼吸。

到了電影院，我祈禱座椅裝了活動式扶手，否則我可就有罪受了。我熱愛舞台劇和音樂劇，但我很少進戲院，因為我根本無法容身。參加這類活動時，我很不舒服，簡直無法專心，因為我痛得半死。我推掉很多社交活動，朋友們把我想得比真實的我孤僻許多，因為我不想解釋我無法加入他們的緣由。

上館子之前，我著魔似地查看餐廳網站、Google 圖片和評論網站 Yelp，看看座椅長什麼樣子。椅子是超現代風格、弱不禁風的那種嗎？它們有扶手嗎？如果有，是哪一種扶手？有雅座嗎，如果有，桌子可以挪動嗎？或者那是跟兩張長板凳焊接在一起的桌子？我覺得我可以在那些椅子上坐多長時間而不尖叫？我著魔似地研究，因為人們假設每個人生活在這個世界的方式都跟他們相同。他們從沒想過我佔用的空間和他們不同。

想像一下。一頓晚餐、兩對情侶、一家時尚餐廳。我們坐下後，我很快察覺我沒做好功課。椅子雖然結實，卻很狹窄，而且有堅硬的扶手。我請女服務員把我們換到雅座，但儘管餐廳裡冷冷清清，她卻說每張桌子都有人訂位了。我很想哭，但我不能。我在約會，而且跟朋友一起。我的同伴知道我的感受，但也知道我不希望受到額外關注，知道我寧可忍受這張椅子也不願意當眾出醜。我進退維谷。

我們就定位，我挨著椅子邊緣而坐。我曾經這麼幹，再幹一次也不是什麼難事。我的大腿非常有力。我想要享受這頓晚餐、跟我珍惜的朋友談天說地。我想要享受雞尾酒以及擺在眼前的精緻美食，但我滿腦子只剩下大腿的疼痛以及緊緊夾住我身體兩側的扶手以及我還得假裝沒事假裝多久。等到這頓飯終於結束，我瞬間感到如釋重負。站起來的時候，我頭暈目眩、噁心想吐，而且全身痠痛。

就連生命中最快樂的時光，也因為我的身體以及它毫無容身之處，而蒙上一層陰影。沒有人可以這麼活著，但我就是這麼活著。

60

我總是處於不舒服或疼痛的狀態；我不記得身體感覺很棒、或者任何接近舒服的感覺是什麼滋味。當穿越一扇門，我會目測寬度，然後下意識地側身而過，不論有沒有必要。走路的時候，腳踝會一陣陣刺痛，右腳跟發疼，下背部肌肉緊繃。我常常會喘不過氣，只得停下來假裝欣賞風景、看看牆上的海報，或者使出最常用的一招，假裝查看我的電話。我盡量不跟別人一起走路，因為一邊走路一邊說話是一大挑戰。反正我是不跟別人一起走路的，因為我的動作很慢，跟他們不同。上公共廁所的時候，我得扭動身體想辦法鑽進隔間，然後半蹲在馬桶上方，因為我不希望馬桶在我底下裂成碎片。不論廁所隔間多麼侷促，我都盡量避免使用無障礙空間，因為當我只因為自己很肥、需要更多空間就使用無障礙廁所，人們經常會給我白眼。我很悽慘。有時候，我努力假裝自己並不悽慘，但那很累人，就像生活中的其他每一件事。

我竭盡所能假裝我不痛苦、我的背不會疼、我沒感覺我感覺到的一切，因為我不被允許擁有人類的身體。如果我很胖，我的身體也必須跟不胖的人一樣。我必須對抗空間、時間和地心引力。

61

然後還有陌生人對待我的身體的方式。我在公共空間遭到推擠，彷彿我的肥胖已讓我習慣痛苦，而且（或者）我因為肥胖而活該受到痛苦與懲罰。人們踩在我的腳上；他們推我、撞我，對著我直衝而來。我非常醒目，卻經常被當成隱形人。在公共空間，我的身體得不到尊重或體貼或關心；我的身體被視為公共空間。

62

搭飛機是另一種酷刑。經濟艙座位的標準寬度是十七點二吋，頭等艙的平均座位寬度則在二十一到二十二吋之間。我最後一次買一張經濟艙的機票上飛機，我坐在緊急逃生出口那一排，以便有更多伸腿空間。我擠得進那個座位，因為那家航空公司——中西部捷運航空（Midwest Express）——靠窗的緊急逃生座位剛好沒有扶手。我登機坐好。後來，我的鄰座乘客也坐上座位，我立刻看出他被惹怒了。他不斷盯著我瞧，口中唸唸有詞。我看得出來他準備找碴；我看得出來他準備要羞辱我。我覺得屈辱。他靠過來問我：「妳確定妳能承擔這個座位的責任嗎？」他上了年紀，看起來相當虛弱。我很胖，但我從以前到現在一直又高又壯。想像我無法應付緊急逃生座位的責任，實在很荒謬。我只是簡單回答我可以應付，可是我但願自己更勇敢，有勇氣拿他的問題回嗆他。

胖子旅行的時候，人們的目光從你踏進機場的那一刻就開始盯著你瞧。在登機櫃台，許多人露出不悅的神情，因為他們擺明了不想坐在你旁邊，不希望你的肥胖身體的任何一個部位觸碰到他們。登機過程中，當他們明白自己在這場俄羅斯輪盤遊戲中逢凶化吉、不會坐在你旁邊，他們明顯地鬆了一口氣，毫不為自己的表現感到害臊。

在這次特定的航程中，當飛機即將滑出登機門，這名被惹怒的男子把空服員叫了過來。他起身跟著她走進空中廚房，表示讓我坐在緊急逃生出口非常危險，聲音大得在整個機艙裡迴盪。他顯然認為我出現在緊急逃生出口，象徵了他生命的終結，彷彿他掌握了有關這個航班的獨家訊息。當其他乘客紛紛轉頭瞪視我、咕噥著各種評語，我坐在那兒，把指甲埋進掌心裡。我努力不哭。最後，那名激動的乘客換了座位，等到飛機起飛，我緊靠著機身縮成一團，盡我所能地暗自無聲飲泣。那次之後，我開始買兩張經濟艙機票，當時我還很年輕、一窮二白，所以這意味著我很少旅行。

你越龐大，你的世界就變得越小。

你越龐大，你的世界就變得越小。

就算你買兩張經濟艙機票，旅行的時候還是到處受辱。航空公司鼓勵胖子買兩張機票，但是沒有幾個航空公司人員曉得如何處理兩張登機證，以及飛機客滿時的一個空位。這成了一件大事：首先，在你登機的時候，他們必須掃描兩張登機證，彷彿這是一個無法破解的謎團。然後等你坐下來，他們努力想搞清楚名單的出入，不論你解釋多少次，是的，兩個座位都是我的。空位另一邊的乘客往往設法佔用部分空間，不過假如你的某個身體部位碰到他們，他們會火冒三丈。這是令人氣餒的虛偽，這種事情讓我氣憤難平，我年紀越大，越常告訴人們別想魚與熊掌兼得——如果我只買一張票，他們就抱怨我的身體部位竟敢碰到他們，但一方面又把他們的東西放在我為了自己的舒適與平靜而買的空位上。

當然，還有安全帶的問題。我從好久以前就自己帶延長帶搭飛機，因為如果請空服員找延長帶，恐怕得大費周章。我有幾次低調地請求空服員提供，然而她們往往忘了你在好比說登機的時候提出要求，等到終於想起來，她們會大張旗鼓地交給你，彷彿在懲罰你，要讓飛機上其他人都知道你胖得無法使用標準的安全帶。或者，那只是我自己的感覺，因為我對有關我的身體的一切非常敏感。

如果我自己帶延長帶，通常就能避免這種輕微的羞辱與麻煩。但其實我無所遁逃。最近幾次短程國內飛行，我被告知航空法規定只能使用經審定的延長帶。在飛往北達科他州大福克斯市（Grand Forks）那次特別不愉快的飛行經驗中，空服員當著全體乘客的面，要求我拆掉自己的延長帶，換上她提供的，然後才肯讓飛機起飛。聯邦法規，她說。

我非常幸運，我的事業終於達到一定成就，可以在合約裡註明，如果有人要請我演講，他們必須替我買頭等艙機票。這是我的身體，他們很清楚，假如他們希望我飛去他們那裡，他們至少需要為我保障些許尊嚴。

這些拉拉雜雜的話感覺猶如自怨自艾，但這是我面對的現實。這也是活在肥胖身體裡的真相，是必須承受的沉重重量。

第五部

63

茱莉亞．柴爾德（Julia Child）在《精通法式烹飪的藝術》（*Mastering the Art of French Cooking*）中寫道：「烹飪不是一項特別困難的藝術，當你的經驗和知識越豐富，煮出來的成品就越有模有樣。不過烹飪和其他藝術相同，都需要練習和經驗。其中最重要的元素，就是你為了烹飪而烹飪的熱情。」

我不覺得我這輩子有可能愛上烹飪；我不認為這是一種被允許的愛。我不認為我可以熱愛食物，或者縱情於飲食帶來的感官享受。我從沒想過為自己下廚是照顧自己的一種方法，也沒想過在我放縱自己陷入毀滅之後，還能被允許照顧自己。這些都是我被禁止的事，是我為了我的身體如此不受約束而必須付出的代價。食物是燃料，僅此而已，儘管我只要一抓到機會便會縱情地補充燃料。

不過後來，我為了唸研究所而搬到密西根上半島一個人口數大約四千人的小鎮。找到工作後，我又搬到伊利諾州的查爾斯頓，那是另一個小鎮。我開始吃素，並且發現如果我想吃，就得自己煮，否則只能靠生菜葉和薯條果腹。

大約同一時期，我開始收看伊娜．格爾頓（Ina Garten）在美食頻道主持的烹飪節目《赤腳女爵》（*Barefoot Contessa*）；這個節目的播映時間是每天下午四點到五點，就在我從學校回家後不久。那是我把全世界拋到腦後的放鬆時間。我愛這個節目；我愛有關伊娜的一切。她的頭髮總是柔順光滑，梳得整整齊齊。她每天都穿大同小異的同一款襯衫。我從她網站上的常見問題解答得知她的襯衫都是訂做的，但她不肯透露是哪一家廠商。她嫁給一個特別愛吃烤雞的男人，名叫傑佛瑞。從節目上看來，他們的婚姻關係幸福美滿，令人艷羨。她聰明又富有，並且自在地展現這些特色而不讓人覺到冒犯。

伊娜喜歡提出不需要回答的修辭性問題。她會一邊品嘗她的美食一邊反問，「這有多棒啊？」或者替她在漢普頓上流圈的某個朋友安排驚喜時自問，「誰不希望自己的生日派對上有這道菜？」或者在替她那些魅力十足、有錢而且往往是同性戀的朋友準備早午餐時問，「早餐需要來一杯順口的雞尾酒，不是嗎？」有一次節目中，她帶著食物（貝果加燻鮭魚）到布魯克林的傳統市場，只為了吃更多食物。我好愛伊娜．格爾頓，甚至把家裡的一個無線電視台取名為赤腳女爵。彷彿她用那種方式照看著我。

伊娜．格爾頓讓烹飪看起來輕鬆容易。她熱愛優質食材——優質的香草、優質的橄欖油、優質的一切。她總會提供有用的訣竅——冰涼的奶油可以做出更棒的油酥麵糰、廚師的最佳工具就是一雙乾淨的手。她做瑪芬蛋糕的時候用冰淇淋勺取麵團，並且帶著心照不宣的笑容提醒觀眾這個訣竅。當她在城裡買菜，總會請肉舖、魚舖和糕餅舖把錢記在她的帳上。她不會讓錢弄髒她的雙手。

有一天，她邀請負責整修風車的建築工人吃午餐，拿油布、油漆刷和水桶之類的施工配備來裝飾桌面。她確保準備的食物是男人的份量，飯後上了一道布朗尼派；這是一道墮落的美食，我後來也曾嘗試烘焙。

我從伊娜身上學會建立強烈的自我認同與自信，這是我最愛伊娜的地方。她教我如何跟自己的身體和平共處。不論從哪個角度來看，她都完全接納自己。她野心勃勃，知道自己擁有卓越的才華，而且從不為此道歉。她讓我知道女人可以豐腴而美好，完完全全可以愛上美食。

她給了我愛上美食的許可。她給了我承認自己的飢餓，然後試著用健康方式滿足它們的許可。她給了我許可去買她熱切推薦的「優質」食材，這樣我就可以為自己以及我樂於替他們煮飯的人做出好吃的食物。她給了我許可去擁抱我的野心，並且相信自己。就《赤腳女爵》而言，烹飪節目遠遠不僅是烹飪節目而已。

64

我不是那種可以翻翻食物櫃、隨意找到四五種材料、然後組合出一道美食的人。我需要從食譜得到保護與安心。我需要溫和的指示與引導。心情好的時候，我可以實驗新的食譜，試著把材料攪拌在一起，但我需要某種堅定的基礎。

我得承認，從無到有做出一道料理、知道你吃的每道菜都出自自己的雙手，有一種無法言喻的滿足感。我是個懶骨頭，喜歡買預先做好的成品，不過親手揉麵、親手熬煮櫻桃內餡、做成美麗的櫻桃派，整個過程樂趣橫生，讓人深深放鬆。我很有成就感，覺得自己很能幹。

人到中年，我發現烹飪最讓我著迷的地方，就是控制狂確實很適合下廚。烹飪有一套規則，若要成功就必須遵守規則，至少一開始如此。只要我有心，我很擅長遵守規則。我特別喜歡烘焙。這是個挑戰，因為一般的糕餅稱不上健康食物，也不適合減肥。不過我是個老師，所以偶爾會烤些小點心犒勞我的學生或同事。

烘焙的樂趣之一在於精確。和斟酌著調味的烹飪不同，烘焙需要精準量好食材比例，也需要精確的時間與溫度。有規則可循讓樂趣倍增。事情常會出錯，烹飪也可能搞得一團糟，然而將各種材料融合在一起創造出成品的行動，仍然會帶來滿足感。烹飪提醒了我，我有能力照顧自己，也值得照顧自己、餵哺自己。

65

對於食物本身，我抱著複雜的情結。我享受食物，太過享受了。我喜歡烹飪，卻痛恨買菜。我很忙。我非常挑嘴，挑到自己都不好意思了。我總在減肥。這些組合讓我永遠尋找著可以一舉解決所有問題的方法或產品。我試過一個叫做 Fresh 20 的服務，他們幫你安排菜單，但你得自己買菜。

我試過慧儷輕體，試過只吃微波瘦身特餐（Lean Cuisines），試過低醣飲食，試過高蛋白減肥法。我試過五花八門的組合。我試過白天光喝 SlimFast 代餐奶昔，一天只有晚餐一頓飯正常進食。我試過隨身攜帶健康的零食，例如甜菜根脆片、羽衣甘藍脆片、豌豆芯片和米菓——這些假的垃圾食物只會讓我更沮喪，因為它們試圖偽裝成真貨。然後我把所有假垃圾食物通通丟掉，因為我不想吃假的垃圾食物，我想吃真正的垃圾食物；要是不能吃真正的垃圾食物，那我寧可乾脆不吃垃圾食物。我試過吃水果和堅果。我試過每隔一天間歇斷食。我試過晚上八點以前吃完所有食物。我試過一天吃五頓飯，少量多餐。我試過每天大量喝水來灌飽我的胃。我試過忽略我的飢餓感。

說實話，這些努力都是有一搭沒一搭的胡鬧，撐不了太久。

當我在二〇一四年搬到印第安納州，我想讓自己吃得營養一點，於是加入了藍圍裙（Blue Apron）。藍圍裙是個會員制的定期服務機構，每星期將一天三餐的食材配送到家，份量剛剛好。他們解決了有關烹飪最討厭的兩項工作：安排菜單和買菜。我原本對配送的食材懶人包存有疑慮，因為會員對收到什麼食材沒有太大的控制權。但假如我打算好好照顧自己，我就得努力往前邁出一大步。

所有食材都個別包裝、貼上標籤，真的很可愛，裡面不乏一些小玩意兒，比方小小瓶的香檳醋、小小包的美乃滋。我很喜歡小東西，所以總把開箱當成一件大事。食材旁邊附上全彩的食譜紙卡，提供一步步的指令與圖片。沒有什麼犯錯空間，但其中還是有人性成分。最後負責烹煮的人是我，而我在廚房搞砸事情的能力是有目共睹的。

我的第一餐是白腰豆菊苣沙拉配馬鈴薯脆片。我不太清楚菊苣是什麼，但我決定叫它辣生菜；這是更好、更貼切的名字。藍圍裙送來的辣生菜份量很可笑，所以我另外加了一整顆蘿蔓心，因為生菜葉不含卡路里或營養價值，但可以在餐盤上撐撐場面。

做法很簡單。洗兩顆馬鈴薯，削皮切片，按照規定的時間水煮。我利用這段時間調好沙拉醬——美乃滋、鮮榨檸檬汁、大蒜。食譜上要求加上小酸豆，但我厭惡這項食材，那麼黏黏滑滑的、長相又醜。儘管我努力矯正挑嘴的毛病，但一口氣也只能進步那麼多。

馬鈴薯煮好後擺到烤盤上，灑一點橄欖油、鹽巴和胡椒，以華氏五百度高溫烤二十五分鐘。我的廚房熱得讓人吃不消。我開始思索獨居單身女郎烹煮食物的悲哀。我那麼晚才開始學習烹飪、學習享受烹飪的原因，就是覺得光為了自己吃一頓而如此大費周章，實在很浪費時間。

我的悲傷還沒來得及排遣，晚餐還是得弄。所以洗乾淨豆子並且瀝乾水之後，我把洋蔥炒軟，然後開始組裝沙拉，加入番茄、豆子、菊苣和沙拉醬，鋪在馬鈴薯脆片上盛盤上桌。成品有模有樣，儘管過程中輔助我的廚具少得可憐。這是我這輩子第一次做出差可比擬食譜成品的一道菜。

還有一次，箱子裡有製作英式豌豆餃的材料。首先，把四瓣蒜頭和洋蔥炒軟。洋蔥看起來奇醜無比，因為我毫無刀工可言，原本應該整整齊齊切丁的洋蔥成了一堆奇形怪狀的洋蔥塊。洋蔥和大蒜炒軟以後，加入青豆、少許鹽巴和胡椒。香味撲鼻。我覺得很了不起，甚至覺得自己頗有力量，成了我自己的烹飪王國的一方霸主。

我關掉煮洋蔥和青豆的爐火，加入些許碎薄荷，再加入新鮮的義大利乳酪、一顆蛋以及少許帕瑪森起司。理論上，這會是我的義大利餃子的餡料。

我在烹飪過程中發現，食材在個別的赤裸狀態之下看起來有點噁心，卻不可或缺，就跟人一樣，實在很有趣。雞蛋、帕瑪森和義大利乳酪全都又濕潤又鬆散，提不起我的胃口。那感覺太私密了。

到了包餃子的時候。我以為我已經完全遵照食譜指示，但餃子卻不成形狀。就算我想盡辦法，麵皮還是黏不起來。我用叉子在麵皮邊緣壓出摺痕，但摺子一下子就塌了。我幾乎把形狀有如災難的餃子扔到牆上，因為我的怒火跟我準備煮的菜所能帶來的喜悅根本完全不成比例。到最後，我決定不管三七二十一，逕自把那一坨軟趴趴的爛糊丟進滾水裡，心裡抱著最大的希望，同時做好吃最噁心食物的打算。

餃子很快就四分五裂，從接縫的地方無精打采地散開。悲劇持續攀升。我一度以為麵皮煮熟了，於是瀝乾這堆爛糊、放進奶油鍋裡慢燉，直到餃子至少看起來可以入口。四分五裂的餃子最後吃起來還不賴，我相信必定有某個地方會開一種課，告訴你廚房裡幾乎每一樣東西都有救，但我一直沒找到那個課程。

藍圍裙和其他食材配送服務倒還不錯，但下廚有時實在讓人很頭痛。每天光想著要準備什麼食物來放進我的身體，就讓人筋疲力盡，而獨自一人生活，我永遠都是得負責這項準備工作的那個人。我越常為自己下廚，就越懂得欣賞每天為家人煮飯的女人或男人。

有幾個晚上，晚餐問題的解決辦法取決於我有沒有花生醬、果醬和麵包。當然，我忍不住納悶什麼時候基本的三餐成了一個問題而不是三餐，它們成了複雜的折騰而不是日常且長期的例行工作？我熱愛食物，但享受食物竟如此困難。我很難相信自己獲准享受食物。食物更多時候是一種提醒，讓我時時刻刻想起我的身體、我的欠缺意志力，以及我最嚴重的缺陷。

66

當我跟媽媽要她的食譜，她立刻答應，顯得既熱心又含糊。她告訴我基本材料和烹調方法，但我向來無法複製她的口味，總差了那麼一點。有一次，我請她給我南瓜湯的食譜；這是海地人在新年——我們的獨立紀念日——吃的傳統美食。媽媽是這麼說的：

兩顆甘藍菜　白蘿蔔　青豆　紅蘿蔔　奶油南瓜
洋蔥　韭蔥　芫荽和洋香菜　馬鈴薯　牛里肌肉
小火燉肉直到軟爛，以大蒜、鹽、黑胡椒和辣椒調味。
加水。
加入蔬菜。

我從未嘗試這道食譜。

媽媽向來堅稱她已經毫不藏私地把完整食譜傳授給我跟我的弟媳，但我總無法甩掉她留了一手的感覺，總覺得她隱瞞了一兩個秘方，好讓她獨特的手藝以及她對家人的愛永遠歸她獨有。

醬汁是許多海地菜餚的主角——以番茄為基底，香氣四溢，美味可口。媽媽就算煮美國菜，桌上也會擺醬汁。它跟什麼都很搭。如果爸爸坐上餐桌卻沒看見醬汁，他會問：「醬呢？」媽媽就會拉下臉。有時候，她純粹跟他鬧著玩，醬汁在烤箱裡溫著呢。有時候，她就是沒心情花功夫。

我似乎永遠無法掌握媽媽食譜中最重要的精髓，所以當我打算在自己家裡煮某幾道海地菜，我會打電話回家，她會耐著性子一步步講解。那個醬料——一個簡單卻難以捉摸的菜餚——把我難倒了。媽媽提醒我戴上隔熱手套；我佯稱廚房裡沒地方放這種東西。她鄭重提醒我把所有食材洗乾淨，然後切洋蔥和辣椒，把蔬菜放到一旁。我的廚房瀰漫著家的溫暖，醬汁到頭來總是差強人意。我找不出究竟什麼地方出了差錯，我對媽媽隱瞞了重要秘方的懷疑日益加深。每當我吃著自己親手做的童年美食，我的心裡便充塞著由於家人嚴厲的愛和良苦用心所導致的渴望和壓抑的怒氣。

有一道海地菜我倒是很拿手，那就是起司通心粉；既有飽足感，又不像美式起司通心粉那麼膩。每次參加一人帶一道菜的聚餐（這種活動總讓我卻步，因為我非常挑嘴，而且不太信任共享的食物），我就會帶上這道菜，而大夥兒總是讚譽有加。我猜，這讓他們覺得更國際化。他們臆測這道菜背後有一個多采多姿的故事，因為我們對「異國風味」總抱持著某種文化期待。我不知道如何說明對我而言這只是我個人喜愛的食物，沒有他們假設的文化根源。與其說，這道菜和絕大多數海地菜是我們家族文化的表述，毋寧說，它們糾纏著我對家人的愛，以及一份埋藏在心底、無可動搖的憤怒。

然而儘管如此，當我跟家人在一起、當我們自成一座孤島，我允許自己成為他們的一份子。我試著原諒、試著彌補失去的時光，想辦法拉近我在我們之間劃下的距離，儘管有段時間我有必要和他們切割開來。這些人並不知道我的一切，但他們知道得夠多，也知道最重要的是什麼。他們持續使勁地愛我，我也使勁地以愛回報。

每年除夕，我們都會在佛羅里達團圓，然後到我爸媽的鄉村俱樂部參加新年慶典。席上有許多精巧花俏的菜餚，我們飲酒、跳舞。就算被上百個人包圍，我們還是自成一座孤島。我們在凌晨一點回到爸媽家繼續狂歡，挪開家具、播放康帕（konpa）樂曲、繼續跳舞。弟弟、表兄弟姊妹和我注視著這個美麗的家庭畫面；當我們聚在一起，這個家庭就成了一頭美麗的野獸。

每次回到爸媽家，我的飢餓感就特別強烈。原因之一是，關於貯備糧食這件事，他們倆講究的是極簡風格。他們經常旅行，所以沒道理在家裡存放生鮮食品，反正食材很可能在他們吃進肚子之前就先爛掉了。而且，儘管他們會吃東西，而且我確定他們也享受美食，但我爸媽不是那種對食物特別上心的老饕。他們很少吃零食，家裡也通常沒什麼現成的食物，多半都還需要烹煮。

不過，我自己也疑神疑鬼。我覺得我的一舉一動都受到監視、檢驗和評斷。我讓自己餓肚子，裝出順從的樣子，假裝付出了一點努力，要讓自己變得更瘦、更好，少給全家製造問題。因為他們就是這麼告訴我的——我的體重是全家的問題。於是，除了背負著我的身體之外，我也背負著包袱，心知在我終於減輕了「重量」之前，我的家人認為我是他們的問題。

我開始嘴饞，特別想吃東西，什麼東西都好。我按耐不住大吃特吃的衝動，我想滿足越來越劇烈的傷痛，填補我跟照理應該最愛我的人相處時的所產生的孤獨空虛，舒緩年復一年同一套痛苦對話所造成的傷害。

在家的時候，我遠遠不只飢餓而已，我餓得發慌。我是一頭動物，迫切需要被餵哺。

67

我出身於一個美麗的家庭。家人苗條、有格調、充滿魅力。當我跟家人在一起，我往往沒有歸屬感，不覺得我有資格和他們站在一起。每次看著全家福照片（這是我避之唯恐不及的事），我會想，這裡有個人格格不入；覺得自己不歸屬於這群對你最知根知柢的人，是一種強烈的、揮之不去的孤獨。

我的父親瘦瘦高高像根竹竿似的，而且儀表堂堂，氣質非凡。我的母親則身材嬌小、美麗而優雅。我小時候，她的長髮在背後傾瀉而下，坐著的時候甚至會壓到頭髮。她喜歡穿高跟鞋。弟弟們又高又會運動，長得很帥——其中一個弟弟對自己的魅力心知肚明，樂於在你面前炫耀。然後還有我，總是在不斷膨脹之中。

我無法在家人身邊享受食物，不過說句公道話，我在絕大多數人身邊都無法享受食物。被人看見我在吃東西就像在接受審判。聚餐的時候，我的家人注視著我。或者，我感覺他們在注視我，因為我超級敏感，也因為他們關心。或者更正確地說，我的家人以前會專注地看我用餐、監視著我，試圖控制我、矯正我。現在，儘管他們基本上已經勉強接受我的這副身體，我還是覺得他們注視著我，然後對我視而不見。他們仍想幫忙，即便在他們傷害我的時候。我接受這點，或者說，我會努力接受。

然後，當我被介紹給認識我家人的新朋友們，他們臉上總會出現我姑且稱之為「震驚」的表情。「妳是羅珊？妳是我聽過那麼多好話的那個羅珊？」他們這麼問。這時，我不得不打碎他們的心說，「沒錯，我的確是這個美麗家庭的一份子。」

那個表情我太熟悉了，我在家庭聚會和節慶的時候見過許許多多次。那個表情令人難以承受，擊垮我好不容易積累的一點點信心。這不是出於我的想像，不是我自卑心作祟，這是多年來身為美麗家庭裡的胖子所面臨的困境。那麼長的時間裡，我絕口不提這件事。我以為我們應該把自己的恥辱藏在心底，但我受夠了這樣的羞辱。沉默終究沒有太大幫助。

或者，這說不定是別人的恥辱，而我只是被迫背負這樣的恥辱罷了。

68

十九歲那年，我透過電話向爸媽坦言出櫃。我當時在亞歷桑納州的沙漠，與他們相隔千里，跟我幾乎一無所悉的一對夫妻住在一起，幹著一份會讓所有認識我的人蒙羞的工作。我整個人垮了，一點都不誇張。我從常春藤學校輟學，離家出走，跟我認識、深愛而且也愛我的人切斷了所有的聯繫。我處於情緒崩潰狀態，但沒有足夠詞彙來解釋自己，或理解為什麼做出這樣的選擇。

二十多歲那段期間，我愛過的倒數第二個女人費歐娜，在我因為她遲遲不肯付出我所需要的一切——承諾、忠誠和感情——而走出這段感情（或想辦法讓自己相信已經走出情傷）之後，終於做出我一直希望她做的重大表態。我們當時仍是朋友，不過我已經開始跟另一個人交往。亞莉安娜漂亮、善良且瘋狂，不過我們最後還是因為個性不合而分手。亞莉安娜住在這個國家的另一端，千里迢迢跑到中西部看我。我們共度了一段快樂時光，那時我們還不認識彼此最糟糕的一面。隨著事情似乎有所進展，亞莉安娜短暫現身在我們居住的城市，似乎讓費歐娜明白我即將徹底脫離她的掌握。

大體上，我跟費歐娜所擁有的是一段心照不宣的關係。我們整天膩在一起，偶爾有親密接觸。我們熟知彼此的家庭。她單身，偶爾陷入熱戀，偶爾跟別的女人交往，而我始終在她身旁。我們總是在一起。那樣就夠了，直到一切變得不夠。然後亞莉安娜來了，她願意為我付出更多，我允許她那麼做，儘管我無法給予同等的回報。

亞莉安娜來看我的期間，費歐娜不停打電話給我，語氣裡有我以往希望聽到的迫切。她需要我，而我當時心境複雜，被需要是件誘人的事。有一次，我把亞莉安娜丟在書店，跑去費歐娜家，因為她說她無論如何要見到我。我甚至不記得聊了些什麼，只記得等我回頭接亞莉安娜時，我心中充滿愧疚，無法直視她的眼睛。

你瞧，我養成了一個習慣，老是跟無法滿足我而且不夠愛我的女人約會，因為我是個裂開的傷口，吞噬著永遠無法滿足的需求。我無法對自己承認這點，不過我確實陷入了激烈的情緒受虐模式，不斷把自己扔進最戲劇化的感情關係之中，需要一次次淪為某種受害者。那是我熟悉的事，是一件我懂得的事。

當爸媽終於查到我的下落、和我說上話，他們都想弄明白我為什麼失蹤，因為他們是關愛子女的好父母，永遠不會放我走，不願真的放手。我當時太年輕、太混亂，不明白我讓他們受了多少煎熬；我至今對此悔恨不已。我不知道要告訴他們什麼，我不能說「我徹底崩潰了，精神不正常，因為我身上發生了一件可怕的事。」儘管這是事實。我想到了他們的信仰和文化。我對他們說出了一句話，以為那句話或許終於可以切斷我們之間的紐帶。我並非不希望爸媽出現在我的生活中，但我不知道這個破碎的我如何扮演他們心目中的好女兒。我脫口而出，「我是同志。」這件事也讓我感到羞愧，不是因為我的古怪，而是因為我對他們缺乏信心，以及我對古怪的理解有多麼扭曲。

我是同志，這句話並非事實，但也不算謊話。我從以前到現在都受女人吸引，為她們感到迷惑。當時我不知道就算我同時受女人和男人吸引，仍然可以是地球上的一員。而且最初的時候，我享受跟女人約會、上床，同時害怕男人。真相總是一團亂，我想盡一切力量逃避生活中跟男人相處的機會。我失敗了，但我告訴自己，我可以成為同志，那樣就不會再受傷，我需要永遠不必再受傷。

聽到唯一的女兒是同志，爸媽並不開心。媽媽說她早就知道了，因為我曾說我想穿著牛仔褲結婚。我看不出這其中的關連。我以為爸媽會放棄我，但他們沒有，他們叫我回家。可是我不能去找他們，還不行。我不能讓他們知道我破碎得多厲害。不過，我們倒是恢復了聯繫。幾個月後我回到家，他們對我伸出歡迎的手。有段時間我們彼此心裡存在著疙瘩，但他們絕不讓我受委曲。很久之後疙瘩消失了，他們終究可以面對我的本質，並且歡迎我愛的女人走進他們的家、疼愛那個真正的我。我終於明白他們始終都是如此。

我第一次跟女人上床，對象長得高大又漂亮。我還記得她的氣味，她的肌膚柔軟。她很親切，而我極度渴求親切的對待。那不過是派對上的一夜情。我們幽會時放了好幾張CD。那是個嘗試。現在想起她的名字，我的舌頭還會一陣顫慄。下個上床的女人，我把她稱為「我的女朋友」，儘管我們彼此幾乎毫無所悉。我們在網路上認識，我收拾行囊從亞利桑納飛到天寒地凍的明尼蘇達，只為了和她在一起。我帶了一只行李箱，沒有禦寒的冬衣，天氣冷到連她車子的門鎖都結了冰。我從不知道天氣可以冷成這樣。她住在陰暗狹窄的公寓地下室，我沒法站直身體，因為我太高了。我們年輕而荒唐，這段關係維持了兩星期。

接下來幾年，我跟一連串惡質的女人約會，她們的惡行千奇百怪、各有不同。有個女人會用力攫住我的手臂，害我身上青一塊紫一塊。有個女人享受戶外、露營和女性音樂節（womyn's music festival），全是些我避之唯恐不及的事。有個女人背著我劈腿，還把犯罪證據留在我車上；橄欖園餐廳（Olive Garden）的洗手間也捲入其中，無異在傷口上撒鹽。有個女人說她可以想像未來和我一起生活，但不知道從現在到那個假設性未來之間的每一天要如何跟我相處。

我也出現千奇百怪的不同惡行，關於這些戀情，我同樣、甚至更需要為此負責。我太缺乏安全感、太空虛，無時無刻需要確認自己被愛，而且值得被愛。我拿感情當武器，試著得到需要的肯定。我對女人的判斷力很差，因為我幻想女人不會傷害我，不像男人。如果一個女人對我表示一丁點興趣，我會以同樣的感情回報，就像不由自主的反射動作。我陷入危險的陷阱，愛上了戀愛的感覺，想要被渴望、被需要。於是一次又一次，最後，我落得跟不願意也沒能力帶給我滿足的女人交往、落得跟我沒能力也不願意賦予她們滿足的女人交往。

我把我的古怪形諸於外，好讓自己相信我告訴每個人也告訴自己的這種半真半假的描述。我參加遊行；我在這裡，我是酷兒*。我跟同世代的年輕酷兒一樣，全身上下戴著數不清的驕傲戒指和胸針之類的東西。我的車子貼滿標語，我激情捍衛某些議題，甚至不明白自己為什麼這麼做。

雪上加霜的是，我仍然受到男人吸引，而且感受強烈。跟女友上床時，我偶爾假裝身旁是另一個人——某個身體某部位更堅硬、更結實的一個人。我告訴自己那樣就夠了。我告訴自己每個人都有幻想。我恨自己還渴望男人，因為他們曾經如此殘酷地傷害我。我告訴自己我是同志。我告訴自己我只能是同志，這樣才不會受到傷害。我告訴自己我是顆石頭。有好長一段時間，我觸動別人但不允許自己被人觸動。我是顆石頭，不可靠近。我全身沸騰，因為慾望而膨脹；我迫切需要被撫摸、感受女人的肌膚熨貼在我的肌膚上、從歡愉中得到釋放。就連這個我也壓抑自己。我懲罰自己。我是顆石頭，我不會流血。

幾年後，我終於明白我會流血，也會害別人流血。亞莉安娜的探訪到了尾聲，我送她到機場，承諾我們很快會見面。我實現了那個諾言，然後違背另一個承諾，然後讓她心碎。費歐娜寫給我一封封美麗的情書，傾訴著那些我一直希望聽到的話。我坐在沙發上一遍遍讀著她的話語，顫動不已，因為我希望從她身上得到的一切終於握在我的掌心，也因為即使如此，我知道到頭來我還是會把她推開。我需要做的就是拿起電話撥號，我需要做的就是開口說「好，我願意」。

＊「酷兒」(queer) 原本是用來辱罵同性戀者的詞，帶有怪胎、變態之意。不過，如今許多同性戀者以酷兒自稱，擁抱自己與眾不同的身分。「我們在這裡，我們是酷兒」是同志運動的一句經典口號。

69

有太長一段時間，我不懂慾望為何物。我只是付出自己、付出身體，給予對我露出一丁點興趣的任何人。我只配這樣，我告訴自己。我的身體毫無價值，我的身體是拿來利用的工具，我的身體讓人倒胃口，所以只配接受這樣的待遇。

我不配被渴望，我不配被愛。

在感情關係中，我從不允許自己採取主動，因為我知道我倒人胃口。我不允許自己索求性愛。我不敢奢望得到感情或性愛歡愉這類美好的事物。我知道我每次都必須等待別人賜予；我必須對別人的施捨感恩。

我交往的對象中，多半是能夠忍受我並偶爾施捨我一點感情的人。曾有一個女人背叛我，有一個女人拿牛排刀劃破我最喜愛的泰迪熊，有一個女人似乎總缺錢，還有一個女人覺得我太丟她的臉，從不帶我參加她的工作派對。

然後還有男人，不過他們多半乏善可陳，而且坦白說，我預期他們會傷害我。我的身體毫無價值，所以我允許身體接受任何遭遇，來者不拒。我對喜歡怎樣的性愛毫無概念，因為從來沒人問過我，而且我知道，我喜歡什麼其實無關緊要。我應當感恩，我沒有權利追求滿足。

我的情人通常對我很粗魯，彷彿他們只知道用這種方法觸碰像我這樣肥胖的身體。我照單全收，因為我不配被善良對待或溫柔地觸碰。我被惡言惡語地辱罵，照單全收，因為我是個可怕的、倒人胃口的東西。甜言蜜語不是給我這樣的女孩的。

我已經習慣遭人惡劣或冷漠對待，都忘了被人善待是什麼滋味。我已不再相信世間有這種事情存在。我的心甚至比我的身體還不受尊重，所以我努力把它緊緊鎖住，卻總不怎麼成功。

至少我有對象，我總這麼告訴自己。至少我還沒討人厭、悲慘到沒人願意花時間跟我相處的地步。至少我不是形單影隻的一個人。

70

我不擅長那些不偷偷摸摸也不顯得拙劣的浪漫互動。我不知道如何開口要求約會。我不知道如何判斷別人對我有多大的興趣。我不知道如何信任對我表達興趣的人。我不是在這些情況下「得到約會」的那種女孩，或者，那是我不由自主告訴自己的說法。我總是因為自我猜忌和疑神疑鬼而裹足不前。

一般說來，我會強迫自己愛上對我表達興趣的人。承認這點讓我感到屈辱，但那是事實。我猜這並不稀奇。我常常想，或許這是我最後的、唯一的機會，最好別搞砸。

事實證明，講求標準或者設法講求標準，比我想像的困難。我很難開口說，「我值得擁有美好的幸福，我值得擁有真正喜歡的人」；我很難相信這些話，因為我習慣相信「我只配將就任何來到我跟前的人。」我們的文化經常討論改變與成長，但天啊，對於這一切有多困難，我們根本就討論得不夠。那很困難。對我而言，我很難相信我很重要、我值得擁有美好的事物、我值得跟好人交往。

我也深受這類想法所苦：因為我不是苗條的超級模特兒，我實在沒資格講求標準。我憑什麼挑剔用「你他媽的好嗎？」這句話當開場白的人？那是我從約會網站上收到的一則訊息原文。自信心問題深深形塑了我的戀愛生活。我的過去充滿了將就。（我也有過一兩段很棒的感情！）不過多數時候我總陷入漫長且讓人打心裡空虛的關係之中。

就算處於良好的感情關係，我也很難站出來為自己說話。我很難表達失望或說出內心想法；因為我很胖，所以我如履薄冰，隨時戰戰兢兢。我很難開口要求我想要的、需要的、值得擁有的，所以我從不開口。我假裝一切都很好，而這對我或對別人都不公平。

我真的努力想改變這個模式，我仔仔細細研究我所做的選擇，以及背後的原因。當一段感情告吹，我不希望我總是被甩。我有東西可以付出。我體貼、風趣，而且很會做糕點。我不想再繼續相信我只配隨便將就，甚至被粗魯地對待。我想用全身的每個細胞相信這一點。

我經常告訴學生，小說是關於慾望的東西，不論用哪種方式呈現。年紀越大，我越明白生活整體而言就是慾望的追求。我們渴望、渴望，噢，多麼深的渴望。我們飢餓。

71

有時，當我想起我性取向的形成過程就覺得氣憤難平。我氣我可以在我愛的第一個男孩——讓我變成樹林裡女孩的那個男孩——和之後的性經驗之間，畫上一條徑直的線。我很生氣，因為我不想再感覺他的手伸進我的慾望之中，而我擔心自己永遠擺脫不了這種感覺。

我的第一次戀愛是人生中最糟糕的戀愛經驗。我年輕得無可救藥。我第一次談戀愛，對象就是把我變成了樹林裡女孩的那個男孩。他是出身好家庭的好男孩，住在良好的社區地段，但他用最惡劣的方法傷害了我。人們往往表裡不一。我對他認識越深，越明白他其實從不遮掩他真實的面貌，但他身旁的人不是假裝視而不見，就是乾脆閉上眼睛。那個男孩和他朋友強暴我之後，我破碎了。我沒有阻止他繼續傷害我，而那至今仍是我最深的羞愧之一。但願我知道為什麼。或者，我其實知道原因。我死了，所以什麼事情都無所謂了。

在那之後，我有過許多段感情，沒有一段像第一次那麼糟，但傷害已然造成。我的人生方向大致底定。可嘆的是，我對感情的衡量標準是沒那麼糟，而不是更好、更有希望。我回顧幾段最糟糕的關係，心裡想的是，起碼他們沒有揍我。我從最卑微的起點出發，再微不足道的善意都讓我感激涕零。在那之後，我再也不曾陷入需要掩蓋非自願瘀青的關係，再也不曾覺得生命受到威脅，再也不曾處於我無法一走了之的困境。這是否代表我是個幸運女孩？根據我從別的女人那兒聽來的故事，沒錯，我確實是個幸運女孩。

這不該是我們衡量幸運與否的標準。

我有過幾段美好的感情，不過這很難取信於人，因為我認為的好事，有時一點兒都不好。

我想起這些年來我從別的女人口中聽到的證詞；這些女人分享她們的真實故事，勇敢地發聲：「這是我的遭遇，這是我的委屈。」我思索著，女人被要求提出那麼多的證詞，然而即使如此，還是有人對她們的故事心存懷疑。

有些人認為我們是一群幸運女孩，因為我們還——他們勉強假設——活著。

我厭倦了種種悲哀的故事，不是厭倦聆聽，而是厭倦我們有這些故事可說，有那麼多的故事。

72

在我過去談的某段感情中（同樣是我二十多歲時），我們的關係不太好，但也不算太糟。這是那種讓我領悟情緒暴力有時比肢體暴力更可怕的關係。我不介意挨揍；我不是在誇耀什麼，只不過我對某些事情已經麻痺了。不過這個人想把我擊潰；這很有意思，因為我沒意識到我還可以被進一步擊潰。誰能意識到呢？我想，他們可以；他們可以從我身上嗅出端倪。

我們之間沒有什麼灑狗血或暴力情節，我只是無時無刻都得面對一連串批評轟炸，我所做的一切都不夠好。我二十多歲，極度缺乏安全感，以為所有情侶都是那樣。我以為那是我應得的，因為我一無是處。

只要跟這傢伙的同事待上幾分鐘，我就會聽到我哪些地方做錯、需要改進的嚴厲批評。你或許猜得到，我們很少一起出現在公共場合，因為我就是不夠好。我長得不夠好看、我的嗓門太大、我的呼吸聲太重、我睡覺的聲音太吵、我睡覺時體溫太高、太會翻身。我基本上不再睡覺，盡可能縮在床邊整夜不睡，免得我的睡眠如此惹人嫌棄。我總覺得疲累。

我洗碗的方法不對。洗碗有對的方法和錯的方法，我現在知道了。別把水滴到地上；倒掉碗碟架的積水；碗盤放上碗碟架的時候要注意排列。現在，我最喜歡做的事就是用老方法洗碗。我把水濺到地板上，臉上浮出微笑，因為這是我該死的地板，這些是我的碗盤，沒有人在乎地板上有沒有水。

我吃東西的方法不對。我吃得太快、咀嚼得太大聲、太常咬冰塊。我收拾東西的方法不對。我在大門口擺鞋子的方法不對。我走路的時候會擺動雙臂。我被告知這些事，然後試著記住每件不該做的事，以免自己光因為存在就那麼惹人嫌棄。我們走路的時候，我會記得，好，雙手緊貼身體兩側，不要擺動手臂。我把所有時間用來提醒自己：不要擺動手臂。然後我會一時分心，不小心讓手臂晃動了一兩吋，這時我會聽到一聲惱怒的嘆息，於是我加倍努力讓自己少惹我愛的這個人心煩。不要甩動手臂，羅珊。現在，當我偶爾驚覺自己正努力不擺動雙臂，我會火冒三丈，氣得半死，只想把雙臂擺動得跟風車一樣。這是我的手臂，這是我走路的方式。

有一天，我去逛百貨公司，讓人替我化妝。我覺得自己很漂亮，我想為這個人打扮。我買了一堆化妝品好讓自己變得更漂亮。我去他們家，想給他們一個驚喜。他們上下打量我，告訴我還可以怎樣做，好讓自己更不惹人厭、更能入他們的法眼。我愣愣站在門廊上，只想把身體縮成一團。我原本是那麼興奮、那麼開心，我把自己變漂亮了，但還是不夠好。我肯定不會再那麼做了。我帶著昂貴的化妝品和一張漂亮的臉蛋回家，用淚水洗去臉上的妝。那堆化妝品到現在還放在衣櫥的黃色袋子裡，我偶爾會拿出來看，但不敢使用。

每當我促銷新書或者受邀對流行文化或政治氣氛發表評論，而得化妝上電視，就覺得自己戴了沒資格戴上的面具。臉上的粉感覺遠比實際上的厚。我覺得人們盯著我瞧，嘲笑我以為自己可以想辦法更上鏡頭。然後，我想起那次試著為某人變漂亮的經驗，想起自己怎麼做都不夠。一抓到機會，我立刻抹去臉上的妝容，我選擇以我本來的面貌生活。

我永遠都不可能夠好，但我很努力。我想辦法讓自己變得更好。我想辦法讓自己被永遠無法接受我、但基於我完全摸不清的理由而把我留在身邊的人接受。我留下來，因為他們證實了我自己早已心知肚明的一切缺陷。我留下來，因為我以為永遠不會有人可以忍受像我這樣一無是處的人。我留下來，熬過背叛與輕蔑。我留下來，直到他們不要我留在他們身邊。我喜歡想像自己到了某一點會自動離開，但我們總喜歡把自己想得很美，不是嗎？

不過，我是個幸運女孩。我想，我的悲哀故事大多已成了過去。有些事我不會繼續忍耐。孤單的感覺很糟，但我寧可孤孤單單，也不願意跟讓我如此難受的人在一塊兒。我逐漸明白自己並非毫無價值；知道這點感覺很棒。我的悲哀故事永遠存在，即便我痛恨訴說，但我仍會不停訴說。這些悲哀故事會永遠壓在我的心頭，不過隨著我越來越瞭解自己和自己的價值，這些負荷的重量將日益減輕。

73

不過，問題是，寂寞和我失控的身體一樣會日積月累慢慢增生。在非常偏僻的鄉下住了十二年、一輩子的靦腆、不善交際和與人隔絕，這些事讓寂寞不斷累積，掩映而來。寂寞是令人討厭的同伴，甩都甩不開。

好長一段時間，我把自己封閉起來，不理會所有人和事。我發生了很可怕的事，必須封閉自己才活得下來。我很冷漠；有人這麼告訴我。我經常書寫給人留下冷漠印象卻憎恨這種形象的女人故事。我之所以寫這些女人，是因為我深知有那麼多的熱情在肌膚表面底下翻騰、等著被發現，是什麼滋味。

我並不冷漠。我從不冷漠。我的熱情掩埋在心底，遠離所有可以傷害我的事情，因為我知道在那些設防地帶，我沒有足夠的支撐力去承受更多傷害。我把熱情隱藏起來，直到找到對的人分享，找到我可以信任的人——研究所的朋友、剛出道時在寫作圈認識的朋友、始終願意直視並接受我真實面貌的朋友。

我不輕易散發溫度，但當我願意分享，我的溫度可以像太陽一樣炙熱。

74

對我而言，感情和友誼之所以如此難搞，一部分原因在於我覺得自己必須無時無刻拿捏好分寸。我必須說對的話、做對的事，否則別人就不會繼續喜歡我、繼續愛我。壓力很大，所以我想盡一切辦法成為最好的朋友或女朋友，越來越遠離真正的我——那個有一顆善良的心，但偶爾會把事情搞砸的女孩。我發現我為自己道歉、而且是為了一點兒也不覺得遺憾的事道歉。我發現我為我「這個人」而道歉。

就算跟善良、仁慈、深情的人相處，我也不信任這樣的善良、仁慈或深情。我擔心他們遲早會要求我減肥，做為繼續愛我的交換條件。這份恐懼讓我更努力拿捏分寸，彷彿在兩邊下注、做好兩手準備。

這一切讓我對自己嚴厲異常，充滿了迫切感。我不斷努力、努力、努力把事情做對，以至於忘記了我是誰、我想要什麼，讓自己落入一個不盡理想的處境，讓自己落得……什麼都不是。

年歲帶來了自我覺察，或者某種類似自我覺察的意識，於是我開始留意自己的行為模式，留意是否努力過頭、付出太多、太汲汲營營求好，而那個所謂的「好」，是別人加諸於我的要求。不過，試圖忠於自己、期盼真實的自己已經夠好，也是件很嚇人的事。相信你——真實的自己——有可能夠好，是件很嚇人的事。

忠於自己也會引來焦慮。心裡總縈繞著「萬一……該怎麼辦？」的問題。萬一我真實的自己永遠不可能夠好，那該怎麼辦？萬一永遠沒有人認為我的分寸拿捏得夠好，該怎麼辦？

75

我的肥胖身體給予人們忘記我的性別的權力。我是個女人，但他們不把我當女人。我經常被誤認為男的。有人稱呼我「先生」，因為當他們注視著我的龐大身軀，忽略了我的臉蛋、我的髮型、我非常豐滿的胸部和其他曲線。被人忽略性別、被視而不見，我很鬱悶。我是個女人。我的塊頭很大，但我是個女人，值得被當成女人看待。

我們對女人味的定義如此狹隘。當你又高又胖，而且，呃，我猜刺青甚至有點雪上加霜，你經常被歸類為「沒有女人味」。種族也扮演了部分的角色；黑人女性很少被承認具有女人味。

還有一個埋藏得更深的真相：好長一段時間，我只穿男性服飾。我非常想裝出男子氣概，因為我明白長得像女人、流露出女人味，就是在招惹麻煩、危險和傷害。我得生活在男性包裝之下才感覺安全，這讓我彷彿掌控了自己的身體，掌控了別人對我的身體的看法。以這種方式行走於世界比較輕鬆；不引人注目比較輕鬆。

跟女人交往的時候，扮演男性角色意味著我不必被撫摸。我可以假裝我不想被撫摸，藉此保持安全，擁有更多我永恆追求的掌控權。那是個安全的避風港，直至我意識到我是在扮演一個角色，而不是真正認同那個身分。人們看著我，但他們看不見我。

我開始甩掉那個包裝，但人們還是只看見他們想看的。今天，人們認錯我的性別，不是因為他們看到了古怪的審美品味，而是因為他們不認為有必要更用心面對或看待我和我的身體。

76

身體不是堡壘，不論我們多麼努力把它打造成銅牆鐵壁，這也許是生活中最大的挫折，抑或是羞辱？我花很多時間思索身體與界線，以及人們如何冥頑不靈地忽略那些界線，不計一切代價。我不喜歡擁抱；以前不喜歡，以後也不會喜歡。我會抱抱我的朋友，而且心甘情願，但我吝於表達這種情感。擁抱對我而言意義重大，那是深刻的親密行為，所以我努力不濫用擁抱。

而且，敞開自己、允許別人觸碰、任人攻進我的堡壘，讓我感到侷促不安。

當我告訴陌生人我不喜歡擁抱，有人會把這句話當作挑戰，彷彿他們的擁抱可以馴服我，彷彿他們臂膀的力量可以破除我對擁抱的厭惡。經常有人把我拉近他們的身體，哄著我說，「妳瞧，沒妳想的那麼糟嘛。」我心裡想著，我從沒想過有那麼糟。而我站在那裡，雙臂有氣無力地垂在兩側，說不定還露出痛苦的表情，但他們仍然沒有意會到我不情願參與這次擁抱。堡壘被攻破了。

在簽書會上，熱情的書迷經常要求擁抱，我會伸出右手說：「我不擁抱，但我握手。」他們會因失望而拉長了臉，彷彿我的擁抱是他們用來吸引注意力的必要本錢。或者他們說，「我知道妳不喜歡擁抱，但我就是要抱妳。」而我得盡可能有禮貌地躲避他們撲過來的身體。

我們為什麼把別人為自己劃定的界線當作挑戰？我們為什麼看到別人設下了限制，卻還要挑釁？有一次，我跟一大群人一起上館子吃飯，女服務生不斷碰到我的身體。那實在讓人很火大，因為我不希望被人那樣觸碰，除非我們有親密關係。她每一次從旁邊走過都會揉揉我的肩膀、摸摸我的手臂，我越來越生氣，卻始終不置一詞。我從不開口抗議。如果我沒有言明我的界線，界線是否存在？人們難道看不出來我的身體、我這龐大的身體，本身就是一個巨大的界線？他們難道看不出來我花了多大力氣才變成今天這樣？

因為我不是一個感情外放的人，所以當我的肌膚接觸到另一個人的肌膚，我總會感到一點震驚，真的，一點點驚訝。這樣的震驚有時帶來愉悅的感覺，就像，噢，我的身體存在於這個世界。但是，有時並不愉快。我永遠無法預知情況。

77

我時常覺得無助。我放棄了。我克服不了我自己、我的身體，以及籠罩在我身上的好幾百磅。我想，痛苦悲慘還比陷入自我厭惡輕鬆一點。我不像社會期望的那樣痛恨自己，除非心情不好。我唾棄自己，無法忍受我的軟弱、我的惰性，以及我克服不了那些過往、我的身體的那份無能為力。

無助感使人癱瘓。健身、控制飲食和試著照顧自己，開始讓人覺得徒勞無益。我端詳我的身體，我活在這副身體中，而我心想，我永遠被困在這裡了，我永遠不會知道更好的身體是什麼感覺。

不過我轉念一想，如果我真的這麼悲慘，我的生活真的這麼艱辛，為什麼我還不想想辦法解決？

我時常凝望鏡中的自己，卻只是自問：為什麼？到底需要怎樣做，妳才能找到改變的力量？

78

關於寫作（不可跟出版混為一談），我最喜歡的一點是，只要有想像力，你便萬事俱足。不管你是誰，你都可以寫作，長相尤其無關緊要。我天生靦腆，在生涯起飛之前，我享受寫作的匿名性。我享受我的故事不在乎我的體重的事實。剛開始發表文章時，我享受對讀者而言紙上文字即代表一切的事實。透過寫作，我終於能夠因為我的個性本質而得到尊重。

當我開始獲得全國知名度、四處巡迴簽書，並且受邀演講、宣傳、上電視，一切都變了。我喪失了我的匿名性。並不是說我長什麼樣子很要緊，但我的長相確實有關係。

寫作時彷彿沒有面孔是一回事，捲入了攝影又是另一回事。我常常不得不拍照，而拍照讓我自卑得想鑽進洞裡。我全身上下每一部分在照相機前展露無遺；我的真相無所遁形。偶爾還有攝影機；我的真相和肥胖更被加倍放大。

隨著生涯起飛，我的曝光度也跟著暴增，到處都看得到我的照片。我曾經上MSNBC、CNN和公共電視等頻道。有一種人看到我上電視就會花時間發電子郵件或推特給我，他們說我很胖或很醜，或者說我又胖又醜。他們替我設計網路貼圖，附上類似「典型女性主義者」或「全世界最醜女人」之類的標題。有時候，Google快訊把我連上道德重整運動信徒或保守派渾蛋的論壇，這些人拿我在某個活動或雜誌上的照片侮我的長相，大肆謾罵。我理應笑罵由人，順其自然。我理應充耳不聞，一笑置之。我理應記得會做這麼殘忍的事的人，不配我正眼相待。我理應記得他們仇視的，其實是他們自己。

替我的前作《不良女性主義的告白》進行宣傳時，我接受了《紐約時報雜誌》的採訪。採訪專文需要附上一張照片，而他們對我的大頭照和手機裡隨手拍的快照完全不感興趣。我前往紐約，到一家高級的攝影工作室拍照，一位身材高䠷、動作輕盈、顯然兼差當模特兒的年輕接待小姐在我等候時，為我遞上水和咖啡。

這本雜誌使用我的全身照，從頭到腳。我瞪著照相機想著，這是我的身體，我就是長這樣，別那麼驚訝。我總是避免拍這種照片，彷彿冥冥之中，如果只拍腰部或頸部以上，我就可以跟我的身體區分開來。彷彿我可以隱瞞我的真相。彷彿我應該隱瞞我的真相。

攝影師長得英俊瀟灑，夫妻倆正在整修他們坐落於哈德遜山谷的家。我之所以知道這件事，是因為他為了當天晚上無法參加我的活動而致歉，我甚至不知道他也聽說了我的活動。他問我是否想補補妝，但我壓根沒化妝，所以我只是笑笑地說，「這就是我的臉。」一開始拍照之前，他問我想聽什麼音樂，我脫口說出「麥克．傑克遜」，因為我腦子裡只想得到這個名字。不一會兒，麥克．傑克遜的聲音從音響喇叭流瀉出來，我猶如置身電影之中。

事情只變得越來越超現實。這位攝影師有兩名替他遞相機和鏡頭的助手。他指揮我站在什麼地方，以及如何擺出公仔一般的姿態。他希望我放鬆，但我不擅長在鏡頭前放鬆。最後我終於抓到訣竅，展開了一兩個笑顏。我開始感覺很酷，一時渾然忘我，然後我想起這些照片一旦公諸於世會有什麼後果。我會單純因為存在而遭受嘲弄、奚落與貶損。就這樣，那一刻瞬間消失無蹤。

早期，在我的照片大量出現於網路世界之前，當我出席活動，主辦單位往往對我視而不見。在一場圖書館員座談會中，一名男子問我需要什麼幫助，我說，「呃，我是專題主講人。」他瞪大雙眼漲紅了臉，結結巴巴說，「噢，好的，我就是妳要找的人。」他不是第一個、也不會是最後一個出現這種反應的人。人們料想不到要在他們的活動中演講的作家，竟會是我這副模樣。當發現一個小有成就的作家竟然如此肥胖，他們不懂得如何掩飾驚訝。這樣的反應很傷人，原因很多。他們說明了人們多麼瞧不起胖子；他們假設如果我們有這麼不受約束的身體，我們一定既不聰明也不能幹。

出席活動之前，我總是極度焦慮不安。我擔心我會丟了自己的臉——說不定我沒有一張椅子坐得下，說不定我沒辦法站立一個小時，數不盡的憂慮在我腦海裡飛來飛去。不過話說回來，我最大的恐懼確實偶爾成真。在為《不良女性主義的告白》巡迴簽書途中，我曾到紐約的住屋工廠書店（Housing Works），參加哈潑經典出版社（Harper

Perennial）的五十周年慶。

那裡有一座離地二到三呎高的舞台，沒有上台的台階。看到這座舞台的瞬間，我就知道有麻煩了。等活動正式開始，和我一同參與盛會的作家們輕而易舉爬上舞台。接下來是極其痛苦的五分鐘，我也折騰著想爬上舞台，數百名觀眾尷尬地盯著我瞧，簡直如坐針氈。有人試圖幫忙。最後，台上一位好心的作家班．格林曼（Ben Greenman）在我用盡大腿每一根肌肉之際拉了我一把。有時候，我的身體是一座最醒目的牢籠。接下來幾天，我充滿了強烈的自我厭惡，那天晚上的羞辱偶爾浮上心頭，讓我直打哆嗦。

終於把自己拉上舞台之後，我在一張小小的木頭椅子上坐下，這張小小的木頭椅子喀拉一聲裂開了，我頓時意識到，我快吐了，我會在所有人面前一屁股摔到地上。經歷了剛才的羞辱，我明白我得悶不作聲忍下這兩件事。我吐在嘴巴裡，嚥下去，然後在台上半蹲兩個小時。真不知道我怎麼沒有哭出來。那一刻起，我想要從舞台上消失。關於屈辱，重點在於它有限度，但我完全不知道我的羞辱什麼時候才會到底。

等我回到旅館房間，我的大腿肌肉都快斷了，但我也佩服這些肌肉的強度。我的身體是一座牢籠，這是我的牢籠，有時候我也以它為傲。儘管如此，當我在旅館房間獨處時哭了又哭，覺得自己一無是處，而且非常丟人，無法用言語形容。我之所以哭，是因為對自己生氣，也對活動主辦單位和他們的考慮不周而生氣。我之所以哭，是因為這世界不接納像我這樣的身體，因為我痛恨被人挑戰我的極限，因為我感到徹底孤獨，也因為我不再需要替自己打造的層層防護網，但脫下這些防護網卻困難得超乎想像。

79

引人注目需要付出代價，當你超級引人注目，就需要付出更高的代價。我有很強的主見，而做為一名文化評論家，我經常得高談闊論。我對自己的意見深具信心，並且相信我有權利分享我的觀點，無須道歉。這樣的信心往往惹毛了跟我意見相左的人。論戰的主題很少牽扯我的實際意見，相反的，我的體重被拿出來指指點點。「妳很胖，」他們說。舉個例子，我在推特的個人檔案中分享我很喜歡小小的大象寶寶，他們就開了一個有關大象的玩笑，當然，我就是玩笑中的那頭大象。

到瑞典巡迴宣傳的時候，我在推特提到瑞典有自己的《減肥達人》節目，一個莫名其妙的陌生人就暗示我是那個節目的美國專家。騷擾持續不斷，不論我談論的是嚴肅或微不足道的話題。人們從不允許我忘記我的身體真相、我的身體如何冒犯別人的感受、我的身體如何膽敢佔據太多空間，以及我如何膽敢深具自信、如何膽敢發表意見、如何膽敢不顧我的身體真相而相信我的意見具有價值。

我越成功就越常被提醒，在許多人心中，我除了我的身體之外，什麼都不是。不論我多麼有成就，我這輩子首先都會是個胖子。

80

二十多歲時，我身無分文。我還記得利息高得令人咋舌的發薪日貸款（payday laon）。我整天吃泡麵，每次加油只加五塊錢，電話被斷線，好幾年沒健保，很少看醫生。我有一次必須做電腦斷層掃描，我甚至不記得原因了，但我花了好幾年才付清這筆醫療費用。我好幾年沒看牙醫。這不是一個悲劇故事，因為我很幸運，這只不過是生活罷了，而且坦白說，我在物質上並不虧待自己。我很好命；向來如此。我有一張安全網，因為爸媽絕不會讓我挨餓或無家可歸。不過我獨自生活，像個大人那樣，而我經常一窮二白。我成天寫作，但文章乏人問津。我現在知道，我當時是在磨練自己。當然，我現在仍然得磨練，但那個時候我才剛開始摸索如何在文學及非文學領域發聲，我有好多東西要學，於是我不停寫啊寫、不停讀啊讀，滿懷希望。

我上了學，踏入社會，工作越換越好，然後攻讀更高學歷，漸漸成為更好的作家，並且緩緩、緩緩地成為一個更好的人。我開始脫貧，然後生活穩定，賺的錢不算太多，但足夠打理生活。過去九年內我搬過兩次家；搬家很花錢，但我花得起。最後一次停佇在空空蕩蕩的公寓，對這個屋子投以臨去前的最後一瞥時，我哭了。這是我的習性，總允許自己去感受周圍的一切。我允許自己承認我已經走了好長一段路。這不是吹噓；這是生活的軌跡。

二十多歲的時候，我的人生一塌糊塗，壞到底了。我永遠不會再那樣亂七八糟，因為我長大了，而且終於足夠在意自己，不會讓自己再度被那樣的烈火灼身。我仍然一團亂，但現在是另一種混亂。我通常能認清這團混亂的情況與來歷。我正慢慢學著開口求助；我正在學習許多事情。

我睜開了雙眼，準備好看清一切。

我試著把這種種情感藏在一個安全的地方，一個仔仔細細封鎖的地方，因為我要永遠把情感藏在那裡。然而，強烈的渴望席捲而來，原始的衝動包圍我、搗碎我，既溫柔又猛烈地佔有。安全之地是個謊言；安全之地已破碎瓦解。有人找到一條路通往我心底的溫度，他們掌握了我的生命軌跡，為我畫出那條從開端到結尾的瘋狂弧線。

第六部

81

我盡可能不去看醫生，因為每次求醫，不論是因為腳趾甲倒插或感冒，醫生只看得到我的身體、只會診斷我的身體。有一次，我因為喉嚨痛進了緊急護理中心，我眼睜睜看著醫生在診斷欄中首先註明「病態肥胖」，然後才寫下「咽喉炎」。

醫生一般會嚴格遵守希波克拉底誓言；他們宣誓恪守道德規範，永遠為病患謀求最大的福利——除非病患體重過重。我痛恨去看醫生，因為遇到肥胖的病人時，他們似乎完全沒意願遵守希波克拉底誓言。「首要之道，但求無傷」這句話不適用於不受約束的身體。

光置身於醫生診所就已經足夠羞辱。診所往往欠缺適合肥胖身體使用的設備，儘管輿論歇斯底里地討論著有關肥胖與健康的議題。許多磅秤無法測量體重超過三百五十磅的病患重量。血壓計的壓脈帶總是太小，幾乎無法蔽體的病袍也是一樣。爬上檢驗台很費勁，躺下很費勁，卸下防備、把自己敞開來任人憑斷也很費勁。

羞辱也來自於磅秤，或者說來自於面對磅秤上的數字，或面對無法接納我的尺碼的磅秤。當然，也來自試圖取得「實際」體重所上演的種種戲碼，包括踢掉鞋子。但願我能脫光衣服、剪掉頭髮、摘除我的重要器官和骨架，這樣一來，或許我會願意被秤重、被測量、被評斷。

當護士請我站上磅秤，我通常拒絕，告訴她我知道自己有多重，我告訴她我很樂意跟她分享那個數字。因為如果我真的站上磅秤，當我的體重出現在數字顯示器上，沒有幾個護士能掩飾她們的輕蔑或嫌惡。或者，她們會同情地看著我，而這更不堪忍受，因為我的身體就是我的身體，不需要同情。一進入診療室，我就不由自主地握緊雙拳。我充滿戒備，準備好戰鬥。真的，我確實需要戰鬥，為了我的尊嚴，也為了爭取基本的醫療權利。

醫生很清楚肥胖身體所需要應付的挑戰，所以當他們得知我沒有糖尿病，得知我不需要吃上百種藥，往往大吃一驚。或者，他們並不驚訝我有高血壓。他們看著那個數字，嚴格訓誡有關減肥以及重新掌控我的數值的重要性。他們最開心的時候，就是他們可以試著以自己的專業知識強迫我約束身體的時候。

正因如此，除非迫不得已，否則我不去看醫生，儘管我現在買了很好的醫療保險，並且絕對有權利得到公平仁慈的對待。我不去看醫生，儘管我已經至少十年長期胃痛，有時甚至痛得力氣虛弱，原因不明。醫生理應以不傷害病人為首要之道，但一遇到肥胖身體，大多數醫生似乎打骨子裡無法信守他們的誓言。

82

二○一四年十月十日，我最深沉的恐懼之一應驗了。我在我的公寓批改研究生的文章，我是他的論文指導教授。我的胃痛了一整個星期，不過我經常胃痛，所以不以為意。後來我進了廁所，一波非常劇烈的疼痛撲面而來。我需要躺下，我心裡想著。當我甦醒過來時，我躺在地上渾身冒汗，但覺得好多了。然後，我看到我的左腳呈現一個不自然的角度，骨頭幾乎刺穿了皮膚。我心裡一驚，這可不太妙。我閉上雙眼試著深呼吸，不要驚慌，不要思索接下來會發生的每一件事。好巧不巧，廁所的管線出了緊急狀況，但我無法同時處理那個問題和我該死的腳，所以只能暫時把水管危機推到腦後。

當你很肥胖，你最深的恐懼之一就是孤伶伶地跌倒，需要叫救護車。這個恐懼在我心裡發酵多年，在我摔斷腳踝那一刻終於成真。

幸虧那天晚上我的電話在口袋裡，於是我想辦法爬到浴室的外間，希望收到訊號。我的腳開始發疼，但根據我多年收看《杏林先鋒》（*Chicago Hope*）、《急診室的春天》（*ER*）和《實習醫生》（*Grey's Anatomy*）等醫療劇的經驗，這樣的疼痛根本不像我想像的那麼駭人。事情發生在印第安納州的拉法葉小鎮，所以一一九勤務指揮中心立刻接聽電話。我跟友善的接聽人員通話時，脫口說出「我很胖」，彷彿那是某種深沉的羞辱記號，但他圓融地回答，「那不是問題」。

來了許多位緊急救護人員，其中八成三長得很性感。他們既友善又富同情心，每次目光落到我的腳上便不由得皺起了臉。最後，他們約略替我的腳上了夾板，讓我戴著這玩意兒把我拖出了門並抬上輪床，接下來一切順利。不過，他們找不到血管，最後我的身上到處瘀青。在等救護車的時候，我用簡訊通知我的那個人我出了一點意外。我本來打算輕描淡寫，但我逐漸明白我真的傷得很重。

到了醫院照了X光，技師告訴我，「你的腳踝斷得非常厲害。」我想，這句話的意思是不可以跟一般骨折相提並論。我的腳踝也脫臼了。他們無法當晚立即動刀，必須先幫我的腳進行關節復位。事情就跟你想的一樣可怕。他們給我芬太尼，就是麥可・傑克遜為了睡眠用的那種藥，然後告訴我我什麼都不會記得。他們說得對。等我恢復意識，我問，「現在要弄了嗎？」他們輕輕拍拍我的腿作為回答。我由衷感謝製藥產業。

另外有兩件事情不太對勁。我的心臟跳動得很不規律，我確定這毛病已行之有年；然後就是我的血紅素濃度很低。他們沒打算放我出院，所以我住進病房，最後待了十天。我的臀部到後來疼痛得厲害，我恨不得動手術切除。我幾乎無法入眠，尤其剛住院的時候，所以我的精神狀態不佳。護士沒多久就會進來測量我的「生命徵兆」、戳戳我、對我做出其他神秘難測的事。我討厭被人觸碰，所以那是一種特別對待。幸好，他們有足夠大件的病袍，不過幾乎稱不上舒服。無助實在很傷尊嚴。

這間醫院固定在晚上十一點、凌晨三點和早上七點測量生命徵兆，搞得我不確定什麼時候該睡覺。他們白天也測量生命徵兆。在那十天裡，我摸清了醫院的例行公事，簡直成了專家。隔壁病房有個女人每隔二十秒左右便會喊一聲「嘿」。她喜歡拔掉點滴，是個麻煩精。她已經上了年紀，我替她難過，因為我不認為有任何人來探望過她。我就沒那麼幸運了。

意外發生當晚，我給當時住在芝加哥的弟媳和弟弟發了簡訊，並提醒，「別告訴老媽老爸。」因為我知道爸媽會急得發慌。不用說，他們當然通知了老媽和老爸，而我的爸媽也確實急得發慌。弟弟和他太太租了輛車，南下來照料我。第一天是一片模糊的疼痛與混亂。整形外科醫師無法動刀，因為我的血紅素太低，所以我輸了第一次血。身體裡突然流著別人的血液，我覺得不可思議。另一件開心的事情是，整形外科醫師帥得不得了，而且他自己心知肚明，帶著一種才幹十足並因此收入優渥的男人該有的派頭。那天是星期六。

星期天我再度輸血，所以我身上至少流著另外兩個人的血。外科醫生決定動刀，因為腳踝的狀態不穩。當他們把我推入手術區，我請麻醉科醫師把藥下得重一點，因為我看過電影《索命麻醉》（*Awake*）。她搖搖頭說，「我真討厭那部該死的電影。」我告訴她我可以理解，因為有關作家的電影也是一味地糟糕。儘管如此，我還是告訴她，「不管怎麼說，請確定讓我睡得超級沉。」

在此同時，我一邊透過電話簡訊跟我的那個人聯繫，她以最沉著的方式接受驚嚇。她想來醫院陪我，但條件不允許她這麼做。她用我最需要的種種方法陪著我，我至今仍感激在心。

我不記得開刀房裡的任何事，只除了氧氣面罩蓋住了我的臉。我在另一個房間醒來，看見一位女士盯著我瞧，而我不想被她看，所以我說：「別看我了。」然後再度陷入一片空白。我從弟弟那兒聽說手術順利，但腳踝的受創程度甚至比醫生原本的預測還糟糕。一條肌腱斷裂，還有這個、那個和另一個問題。我的腳踝現在裝了金屬配件；我成了一個生化人。

我的姪女跟我很親，手術之後她滿腹狐疑地望著我。她只有兩歲大，不怎麼欣賞我左腿上的巨大石膏。她給了我一個非常不情願的飛吻，然後忙自己的事去了。醫院的病床也不受她的青睞。不過，她倒是很喜歡病房角落那張可以滾動的椅子。等我手術後回到病房，爸媽神奇地出現了，順便帶來我的另一個弟媳和姪女，以及我的表弟和他的同性伴侶。我是說，所謂的勞師動眾莫過於此吧。我再度得到提醒，我被人所愛。

在這十天當中，我聽到別人大聲打鼾，發出轟隆巨響。室內溫度大幅波動。我開始便秘。我非常渴望沖個澡卻做不到；相反的，只能由護士助理拿著乾洗髮劑以及跟身體一樣大的濕毛巾替我擦澡。我用了許多藥，這是我非常享受的部分。我必須面對傷勢的嚴重性，休息好一陣子。我取消了幾場活動，讓一些人大失所望，不過我得六個星期足不出戶。我跟任教的大學商量好，讓我在復原期間利用網路進行線上教學。

醫療人員對我照顧周到，但他們不擅於溝通。儘管我很少有獨處的時候，卻越來越惶惶不安，充滿了恐懼、寂寞與需索。所有事情都超出我的控制，而我喜歡控制，所以我的每一根導火線在同一個時間點全都被引爆。

我怕手術怕得半死。我領悟到我還有好多生命經驗要體驗，我不想死。我思忖著，我不想死；這是個奇怪的念頭，因為在我必須以如此特別的方式面對死亡之際，我出現了前所未有的強烈求生意志。我開始思索我還想做的每一件事、我還想寫下的每一句話。我想起我的朋友、家人，還有我的那個人。

我不太懂得面對恐懼，總是想辦法推開我愛的人。我擔心我不被允許展現人性的脆弱，因為這會讓我變得不夠好。

住院時的我，不是我最好的一面，因為有太多事情超出我的掌控範圍；病床他媽的太短、病袍讓我沒有安全感、我無法洗澡、無法移動，而且我沒吃東西，因為醫院的食物很噁心。我不是個輕易掉淚的人，所以強撐了好幾天，直到一天早上，醫生說我一時半刻還不能出院。

我試著不大哭，試著像電影裡纖細的女人那樣優雅地垂淚，但……我不是個纖細的女人。護士查房的時候，我會揉揉眼睛，咬著下唇，裝出坦然的模樣。等她們一轉頭，我就繼續啜泣起來。我喃喃吐出種種傷心事。那是人生的一個低點，許許多多低點之一。

我摔斷腳踝的時候，每個人都很擔心我，這把我搞糊塗了。我有一個熱情的大家庭和穩固的朋友圈。這些抽象的、理所當然的事情，一夕之間變得不再抽象。每天都有人打電話給我、圍在我的病床邊、送來各種東西只為了替我加油打氣。我收到許許多多關心的簡訊和電子郵件，我得面對我長久以來基於不明原因老是佯裝不存在的事。如果我死了，我會拋下因為失去我而哀痛逾恆的一群人。我終於認清事實，我對我生命中的人很重要，我有責任看重自己、照顧自己，好讓他們不會太快失去我，好讓我擁有更多時間。當我摔斷我的腳踝，愛變得不再抽象，而是一件真實、讓人挫敗、混亂而必要的事情，而我的生命擁有許許多多的愛。這個強烈的領悟讓人不知所措，即便這份愛始終存在，我仍試著想弄明白其中的道理。

事發至今兩年多了，左腳踝的陣陣抽痛不時提醒著我：「這些骨頭曾經斷成碎片。」

我總好奇療癒是怎麼一回事——身體上和心靈上的。我很願意相信心靈可以像骨頭一樣癒合得完好無缺，我很願意相信只要妥善照料一段時間，它們就會恢復原有的力量。療癒沒那麼簡單；從來就不是這樣。

許多年前，我告訴自己，關於那段由別人操縱的遭遇，我有一天會不再感受到那股深沉而持久的憤怒。我可以清醒過來，不再重現那些畫面。我不會一覺醒來想著我的那段暴力經歷。我不會聞到啤酒的酵母味，因而有幾秒鐘、幾分鐘、幾小時忘記自己身在何處。凡此種種。但是那天從未到來，或者還沒到來，而我已不再等待。不過，另一天倒是來了。被人觸摸時，我越來越不退縮。我不再總是把溫柔當成暴風雨前的寧靜，因為我越來越相信暴風雨不會來臨。我的心裡越來越少懷著對自己的恨意，我也試著原諒自己被侵犯。

在我的小說《不馴之地》（*An Untamed State*）中，故事主角米麗在煉獄走過一遭之後，認為有時候破碎的事物必須進一步打碎，才可能真正獲得痊癒。她想要找到一個什麼東西，可以用那必要的方式打碎她，好讓她回到被綁架之前的生活。我破碎了，然後我摔碎我的腳踝，被迫面對我長期忽略的許多東西。我被迫面對我的身體和它的脆弱。我被迫停下來、深吸一口氣，給自己一點點關心。

我總擔心自己不堅強。堅強的人不會落入我這樣的脆弱處境，堅強的人不會犯下我犯的錯誤。這些年來，我滿腦子這樣的胡思亂想，這些荒謬的念頭要是落到別人身上，我肯定會加以駁斥，但不知道為什麼，我自己仍抱著那些想法。當我擔心自己不夠堅強，就會想盡方法擺出刀槍不入、牢不可破、冰冷如石、一座堡壘、自給自足的模樣。我擔心就算做不到，我也必須維持這樣的假象。

二〇一四年十月十日之前，我把自己搞得筋疲力盡。我總是把自己搞得筋疲力盡，毫不鬆懈地鞭策自己，以為自己是個超人。二十歲的人可以這麼幹，但當你四十歲，身體基本上會說，「冷靜點，坐下來，吃點蔬菜和維他命。」摔斷腳踝之後，我得到許多領悟。其中最深刻的就是，療癒的部分元素在於照顧自己的身體，學習跟身體建立人性化的關係。

我破碎了，然後進一步破碎。我還沒癒合，但我開始相信那天總會到來。

83

我心裡大概有數，等我發表了我的小說，事情就會變得有所不同。但我以消極的態度面對，一部分是因為我有點厭煩當女人從事寫作，她的私生活就成了故事的一部分，就算是虛構的小說也不例外。

我的父母始終知道我是個作家。小時候，他們鼓勵我發揮創造力、為我添置第一台打字機、讀我寫的小故事並且誇獎我寫得好，就像每對慈愛的父母那樣。但他們搞不清楚我究竟寫了些什麼，尤其當我默默無聞，沒有作品擺在——好比說，巴諾書店（Barns & Noble）之類地方的時候。他們不熟悉我平常發表文章的網路版雜誌，我也沒有費事跟他們分享我的作品。當我的故事〈北國〉（*North Country*）被收錄在《美國最佳短篇小說集》，我告訴了媽媽。她問，「那是什麼東西？」

關於《不馴之地》和《不良女性主義的告白》的發行，我含糊其辭，尤其對《不良女性主義》裡揭露的內容保持緘默。然後《時代》雜誌評論了這本書，提及我被強暴的經歷；這件事對於我的讀者來說不是什麼秘密，但是當時，我的家人確實多半被蒙在鼓裡。那段遭遇不是我會跟家人討論的事情。我沒辦法對他們述說——那太沉重了；即便到現在，那些記憶依然歷歷在目，事件餘波依然纏繞著我。或者說，對於我的家人，它曾經是個秘密。

爸爸在網路上讀到文章那天，打電話給我說，「我讀了《時代》的書評。」我淡然處之，但我知道他指的是什麼。

幾星期前，媽媽用她的方式刺探我，我們聊起了兒童——即便是擁有好父母的兒童——有時太害怕，不敢對爸媽訴說他們遭受的創傷。我告訴她，我的寫作內容多半是關於性暴力和創傷。我們聊起但願我的姪女能成長於一個更美好的世界，假如她發生了什麼事，希望她有人可以訴說。我意識到媽媽已經洞悉一切，我很慶幸她跟我如此相像，這樣拐彎抹角聊聊便已足夠，不需要直搗真相。

《時代》刊出這篇書評之後，我回家探望爸媽。爸爸問我，「妳為什麼沒告訴我們發生了什麼事？」而我說，「爸，我害怕。」我說，「我以為我會惹上麻煩。」

當我十二歲，我對發生的事情羞愧難當；對於我跟我渴望得到愛的那個男孩所做的每一件事，以及因此導致他跟他的朋友對我做的每一件事，還有後續的效應，我都感到羞愧難當。我覺得一切都是我的錯。

爸爸告訴我，我有權獲得正義。他告訴我，如果他知情，他會替我討回公道，而我一如往常躲進自己的殼裡。接下來的對話中，我只是唯唯諾諾，時而盯著某個電子用具發呆。我原本可以處理得更好，但我聽到了我一直以來需要聽到的話，想要崩潰痛哭，然而我已經哭不出來了。我的家人知道了我的秘密，我自由了。或許，只有部分的我得到自由，部分的我仍是樹林裡的那個女孩。我或許永遠都會是那個女孩。爸爸和弟弟們想知道是誰，但我不願說出他的名字。

我想，我的家人如今更理解我了；那是好事。我希望他們理解我。

我希望被理解。

84

幾年前，我搜尋了這名來自過去的男孩，想知道他變成什麼樣了。他的名字並不罕見，但也不像約翰．史密斯這類名字那般平凡無奇，所以我還有一絲機會。我不停查啊查，一不小心就查上癮了。我每天在Google輸入他的名字，瀏覽上百條搜尋結果。我試著用他的名字和我當初認識他的那一州結合搜尋，但他已經不住在那兒了。我試著猜想他長大後的發展——我的前兩個猜測是政客或律師，所以你大概可以想像他是哪一種人。

我找到他了。他不是政客也不是律師，但相去不遠。本性難移。我納悶自己能不能認出他來。實在沒必要納悶，有些臉孔你想忘也忘不掉。他看起來一模一樣，完全沒變。老了一點，但不太多。頭髮的顏色變深了。我知道上次見他是幾年、幾個月、幾天以前的事。已經二十多年，但還不到三十年。我到哪兒都認得出他來。他還留著同樣的髮型，簡直就是從光鮮亮麗的雜誌裡走出來的貴族子弟。他有一張闊臉，在一家大型公司擔任高階主管，擁有很炫的頭銜。他自鳴得意的表情也跟以前一模一樣，某些人——像他那種人——天生就有「全世界都屬於我」的那股驕傲自大。

自從找到他，我每隔幾天就上 Google 搜他，彷彿想確保他不會消失無蹤。我需要知道他在哪裡。我需要隨時隨地掌握他和我之間的距離，以防萬一。我不知道我為什麼告訴你們這些。或者，我其實知道。我一開始寫這本書就上 Google 搜他，我不知道自己為什麼這麼做。或者，我其實知道。我呆坐好幾個鐘頭，凝望他貼在公司網站上的照片。那讓我噁心。我可以聞到他的氣味；未來帶來的變化也不過如此。我盤算著，下次到他的城市，得把他查得一清二楚。

我偶爾造訪那座城市。如果我告訴朋友我的打算，他們會阻止我，所以我得靜待機會、隱瞞我的計畫，在心裡犯罪。我很擅於等待。我可以撥出時間找他。他不會認得我。他認識我的時候，我很苗條，而且矮得多。我非常嬌小、可愛、聰明，但不機伶。我已不再是那個女孩。我可以去找他，然後隱藏在眾目睽睽之下。這點我可以保證。他不會看見我；他的目光會直直穿過我的身體。

我知道他的上班地點、他的電郵地址、他的電話號碼和傳真號碼。我沒有抄在紙上，但我就是知道。我在這些資料上加了電子書簽，說不定還背了下來。拜Google地圖的街景服務之賜，我知道他辦公大樓外的街道長什麼樣子，路旁有棕櫚樹，那裡有很好的視野。這就是未來。我對他無話可說，或者更確切地說，我什麼話也不願意對他說。或許其實我有話要說，或許我有好多話要對他說。我不知道。

我好奇他住在什麼地方。如果我去他的辦公地點，在停車場外等候，然後跟蹤他回家，我就可以查明他住在哪裡、如何生活。我可以看看他晚上睡在哪裡、怎麼睡覺。我納悶他結婚了嗎？有孩子了嗎？快樂嗎？他是個好丈夫和好爸爸嗎？我納悶他是否還跟以前那些狐群狗黨保持聯絡。我納悶他們是否聊過以前的美好時光，是否聊起過我。我納悶他能不能告訴我他們的名字，因為我並不真的認識他們，只知道有那些人存在，那麼話說回來，我確實認識他們，但是從來不知道他們的名字。我納悶他有沒有變成好人。

有一次，我們在樹林裡親熱，被我弟弟逮個正著。我被弟弟勒索了好幾個禮拜，我得聽他的話，否則他就要去打小報告。這表示我得替他做每一件愚蠢的瑣事，並且從早到晚擔心他會告訴爸媽我是個不守規矩的天主教女孩。手足關係實在腐敗得奇怪。當時，我弟弟也說他不喜歡那傢伙，勸我離他遠一點。我罵他笨蛋、幼稚。我跟一個天之驕子展開了一段地下戀情，其他一切都不重要。我說他是嫉妒我。我告訴弟弟他只是個孩子，什麼都不懂。我當時應該聽弟弟的話。我自己也是個孩子。

我納悶這名來自過去的男人怎麼喝他的咖啡，因為他的辦公室對面就有一家星巴克。Google 連這都顯示給我看。我納悶他吃不吃紅肉、是不是還像以前一樣喜歡看《花花公子》、有沒有任何嗜好、對待胖子是不是還那麼惡毒。我曾經為他瘋狂。只要他願意開口，我大概會為他做任何事情。他是不是還像以前那樣招人喜歡？他開哪一種車子？他跟父母親近嗎？他們還住在老家嗎？

我打過電話到他的辦公室找他；不只一次。我通常立刻掛掉電話。有一次，我編出需要和他通話的理由，他的秘書替我轉接了電話。那是個好理由。一聽到他的聲音，電話從我手中滑落。他的聲音一點兒都沒變。我再度拾起電話，他不停地說，「喂，喂，喂……」持續了好長一段時間。他不肯停止說喂，彷彿他知道是我，彷彿他也一直在等待。好久以後，他終於停止說喂，我們在沉默中僵持，我一直等著他掛掉電話，但他沒掛，我也沒掛，我們就這樣聆聽著彼此的呼吸。我無法動彈。

我納悶他是否想起過我，想過在他搶走我不願意付出的東西之前，我對他付出的一切。我納悶他跟太太做愛的時候是否想起過我。他是否唾棄自己？當他想起當年的所作所為，是否會撩起自己的性慾？我是否讓他感到唾棄？我納悶他知不知道我每天都想起他。我嘴上不承認，但我確實會想起他。他無時無刻纏繞著我。無時無刻。永遠不得安寧。我納悶他知不知道我物色會跟他做同樣事情的男人，或者說，他們通常會找到我，因為他們知道我在尋找什麼。我納悶他知不知道我是怎樣找到他們的、我是怎樣推開每一件美好的事物。他知不知道這麼多年來，我無法停止那件他開了頭的事？做愛的時候除非想著他，否則我毫無感覺，我會配合對方動作，演得很真實，但當我想到他，愉悅感便強烈得讓我透不過氣；我納悶要是他知道這一切，他會怎麼想？我納悶他熟不熟悉懸頂之劍的典故＊。

他時時刻刻纏繞著我，每個夜晚，不論我跟誰在一起，從不缺席。假如我要調查他，我可以裝扮成有意跟他做生意的客戶。我知道如何打進他的圈子。我可以跟他訂個時間，請他替我介紹產品。我承受得住跟他同處一室，雖然我猜這是他想都想不到的事。我也有很炫的頭銜。我可以在他想必具有開闊視野的角落辦公室跟他相對而坐。我毫不懷疑他的辦公桌一定又大又威風、以彌補某方面的不足。我納悶我們得坐多久他才會認出我來。我納悶他究竟記不記得我。我的眼睛沒變；我的嘴唇沒變。如果他記得我，他是否會承認，還是會假裝失憶來試探我，想辦法摸清我的底牌？我納悶我可以在那裡坐上多久。我納悶我會不會告訴他我後來的發展、我的成就、儘管遇上他我仍有這樣的成就？我納悶他會不會在乎、這一切到底有沒有任何意義？

85

我正一小步一小步朝理想生活邁進。過去十二年來，我一直住在美國鄉下，日子過得不怎麼愉快。身為黑人女性，鄉下生活說好聽一點是一種試煉。如果我能誠實面對自己，那麼除了無從選擇居住地的研究所時代，我始終東躲西藏。我害怕住在城市，因為

＊懸頂之劍（Sword of Damocles）出自希臘神話的典故，寓指權位越高，可怕的禍患越容易上身。

至少在我心裡，那裡人人苗條、熱愛運動、美麗，而我是個令人嫌惡的女人。

我在密西根上半島住了五年——因為唸研究所而搬到那裡之前，我甚至不知道有這個地方存在。我住在有四千名人口的小鎮；過了水陸聯運橋樑的隔壁城鎮則有七千名人口。在我們這個鎮上，所有道路標誌都同時標著英文與芬蘭文，因為這個城鎮是在芬蘭本土之外芬蘭人最密集的地方。我們位於美國的極北之境，所以我的黑色皮膚比較像是珍品，而不是威脅。我跟環境格格不入，但我並沒有一天到晚覺得不安全。鎮上有許多荒廢的銅礦、廣闊無際的蘇必略湖，以及覆蓋著大地的濃密森林。秋天是獵鹿的季節，有吃不完的野味。冬天漫無止境，大雪紛飛，積雪深不可測，機動雪車發出痛苦的轟鳴聲。這兒有寂寞。這兒有我的朋友；他們讓孤立變得堪可忍受。這兒還有一個讓一切事物變得美好的男人。

在伊利諾鄉下，我住在被玉米田包圍的小鎮。我們的公寓社區緊鄰一片開闊的草地；這個具有雄圖大志的建案在社區開發商資金燒光以後嘎然而止。草地廣闊而翠綠，以樹林為界。秋天，我經常看見一家子野鹿蹦蹦跳跳橫越草地。牠們讓我想起了密西根。尤其一開始的時候，牠們讓我動了「我想回家」的念頭，而我會嚇一大跳，因為我的心和身體把那麼一個意想不到的地方當成了家。

那個男人沒有跟著搬過來。那個男人不明白我為什麼不願意也沒辦法在他唯一認得的家鄉生養棕色皮膚的小孩。事情的始末當然還更複雜，但這也是其中之一。一名農夫總在每年夏末來犁田，拖走一綑綑乾草。我站在陽台上看著他有條不紊地勞動著，讓土地變得有用。我有工作，我不斷告訴自己，起碼我有一份工作。這座城鎮稍微大一點。我滋生了一個小小的夢想——住在一個有地方可以做頭髮的城市——卻不知道這樣的夢想是否有可能成真。這兒有家星巴克，除此之外乏善可陳。這兒有寂寞。這兒有幾個讓一切事物變得醜陋、而且非常非常不適合我的男人。我們距離芝加哥三小時車程，所以我的黑色皮膚談不上珍品，比較像是威脅。校園裡有一些黑人學生，他們真是吃了熊心豹子膽，居然敢追求更高等的教育。居民投書給地方報紙，怒氣沖沖地控訴一個新的犯罪元素——年輕黑人的野心與喜悅造成的禍害。在我心胸比較寬大的時候，我試著相信這是由於世界不斷變動，當地居民想用憤怒掩飾他們居住在垂死小鎮的恐懼。

四年後，我搬到印第安納州中部一座更大的城鎮，其實可說是一座小型都市。剛來的頭幾個星期，我在一家電子用品店遇到因種族偏見而造成的誤會。這裡的生活始終未見起色。當我哀嘆從以前到現在，這裡的生活讓我多麼不自在，當地的朋友經常試著用不同方式告訴我：「不是每個印第安納州人都這樣。」這跟社交媒體上的男人說「不是每個男人都這樣」來轉移厭女症話題，頗有異曲同工之妙。這兒有寂寞。南方精神還在這裡活蹦亂跳，儘管我們跟舊南方＊已相隔了千萬里。

有一個男人成天開著嚇人的黑色大卡車轉來轉去，後頭插著一面「白人至上主義」的旗幟迎風飛舞。我的牙醫助理說我住的是城裡的壞區。這座城鎮其實無所謂好區壞區。居民投書給地方報紙，怒氣沖沖地控訴城裡又一個新的犯罪元素。「從芝加哥來的人，」他們說；這句話是黑人的代號。在校園裡，反對墮胎權的學生用粉筆在人行道上寫下標語，例如「計畫生育是黑人生命的頭號殺手」，以及「舉手投降，不要墮胎」。再一次地，我的黑色皮膚成了威脅。我感受不到安全，但我知道自己是多麼幸運，這讓我不由得納悶，過著更危險生活的黑人，究竟會感受到多強烈的不安全感？

很久以前，城市裡的朋友就問我是怎麼辦到的——在這些對黑人如此不友善的小城渡過了一年又一年。我說我來自中西部（這是事實），從來沒住過大城市（這也是事實）。我說中西部是我的家鄉，即便這個家鄉不見得總會接納我；中西部是充滿活力、不可或缺的地方。我說，作家住哪兒都可以，而身為學者，我得遷就工作所在的地點。或者，這些話都只是說說而已。此刻，我實在厭倦了。我說，「我痛恨這裡。」話一出口，一陣喜悅便填滿胸臆。我擔心我不論在哪裡都不會快樂、不會覺得安全。不過後來，我旅行到一個我的黑色皮膚並不醒目的地方，在那裡，我不必覺得需要時時刻刻捍衛我呼吸的權利、存在的權利。我對我已經當成了家的地方滋生了一個新的夢想——燦爛的天空、廣闊的海洋。我在學習根據內心深處的渴望與需求打造一個自己的家。我決定不再讓我的身體支配我的存在，至少不能徹底支配。我不會再躲避這個世界。

＊舊南方是指美國內戰前的南方。

86

我的身體以及我以這副身體生活於這個世界的經驗，以意想不到的方式滲入了我的女性主義精神。生活在這副身體，擴充了我對其他人及其身體真相的同理心，而且無疑讓我明白了接納（而不只是忍耐）多元化體型的重要性。它讓我明白身為大尺碼女人（我用這個詞來對別人委婉地形容我的體型，同時保留一點點尊嚴）是我的身分之一（至少過去二十年來如此），一如我的其他身分。除了挫折、羞辱與挑戰，我也努力以我的身體為榮。這副身體很有韌性，可以忍受各式各樣的事情。我的身體讓我顯得氣概不凡；我的身體非常強大。

而且，我的身體強迫我更尊重其他身體——能力各有不同的身體——生活於世界的方式。我不知道肥胖算不算殘障，但我的體型確實限制了我在特定空間的行動能力。我沒辦法爬太多層樓梯，所以我總是思索著進出空間的方法。那裡有電梯嗎？舞台邊有台階嗎？有幾階？有沒有扶手？我得考慮這些問題的事實，讓我稍微明白身障人士出門面對這個世界時必定會自問的許多問題。它讓我明白我以及我們所有人，是如何把四肢健全視為理所當然。

葛洛莉雅．史坦能（Gloria Steinem）為她的著作《為女之道》（*My Life on the Road*）宣傳時，我曾和她同台出席芝加哥的一場活動。我試著維持泰然的神色，因為和我一同坐在舞台上的是葛洛莉雅．史坦能。一位手語翻譯員站在我們右邊幾呎外。葛洛莉雅和我開始對談後，我們注意到觀眾席出現騷動。許多人希望翻譯員移個位置，好讓他們能看見葛洛莉雅和我。他們的要求可以理解，因為視線確實重要。但他們的視線當然不會比聽障朋友能看見翻譯員更重要。翻譯員站在那裡東張西望，看起來愁眉苦臉、不知所措。我告訴她站在原地就好，觀眾看見我們比不上她能被看見來得重要。畢竟，那是一場對話。最重要的是觀眾席裡的每一個人都能聽到我們說話。

我說這個故事，不是因為我很特別，或需要被讚揚。相反的，這是我因為自己的身體真相而更能夠對別人感同身受的時刻之一。那是我領悟到我們每個人都需要對別人的身體真相更體貼的時刻之一。

我很感激那樣的時刻。不論我的身體多麼不受約束，我很感激它讓我從那樣的時刻中獲得學習。

87

我經常幻想，假如我沒發生那段可怕的遭遇，假如我沒把大半生命投注於那麼多的渴望，生命會有什麼不同？我納悶另一個羅珊的生活會是什麼情況。當我想像著這個不知如何竟能毫無損傷長大成人的女孩，我想像的是一個跟我恰恰相反的人。她苗條而有魅力、受人歡迎、成功、結了婚、生了一兩個孩子。她有一份好工作，擁有琳瑯滿目的精美服飾。她跑步、打網球，充滿自信。她很性感，受人渴望。她把頭抬得高高地走在街上。她不會老是擔驚受怕、焦慮不安。她的生活並不完美，但她擁有平靜的心，怡然自得。

或者換個方式說，我經常思索坦然接受自己的身體會是什麼感覺，那必定是一種莫大的福分。是否真的有人能坦然接受自己的身體？事實上，印刷精美的雜誌讓我相信這樣的經驗很稀有；朋友們談論自己身體的方式，也讓我得到同樣的結論。我認識的每個女人永遠都在節食。我知道我對自己的身體並不滿意，但我希望能滿意，那是我努力的方向。我努力拋棄對我說「我的價值跟我的身體密不可分」的那種有害文化訊息。我努力抹去我對我自己說的仇恨話語。我努力想辦法昂首闊步走進任何一個房間，在人們瞪著我的時候，理直氣壯地瞪回去。

我知道不是只能靠減肥來幫助我坦然接受自己的身體。理智上，我並沒有在苗條和幸福之間劃上等號。我可能在明天一早帶著苗條的身材醒來，卻仍背負著和我糾纏了將近三十年的同樣包袱。我身上仍會帶著在這個殘酷世界身為胖子而造成的許多傷疤。

我最害怕的事情之一是，我可能永遠無法把這些傷疤清除得一乾二淨。而我最希望的事情之一是，會有那麼一天，我能清除掉絕大多數的傷疤。

88

我在十二歲那年遭到強暴，接著就不停吃啊吃，把自己的身體吃成了一座堡壘。我整個人一團糟，然後長大成人，遠離那可怕的一天，變成了另一種一團糟——為了想好好愛人和被愛、好好生活、好好當個良善的人，而必須竭盡全力。

我已癒合到此生所能癒合的極限。我已接受就算有這樣或那樣的假設情況，我也永遠無法變回從前那個女孩的事實。我仍舊會被最意想不到的事情勾起那段回憶。我不喜歡被跟我沒有特別親密關係的人觸碰身體。我對成群的男人保持戒心，尤其當我孤立無援的時候。我會做惡夢，但頻率已經比以前低很多了。我永遠不會原諒強暴我的那幾個男孩，對於這點，我毫無遺憾，因為原諒他們並不會幫助我得到任何解脫。我不知道自己是否快樂，但我可以看到、感覺到幸福就在不遠之處，觸手可及。

但是。

我不再是那個害怕的女孩。我已經找到對的自我；我已經找到我的聲音。

我在學習不必把別人的想法放在心上。我在學習我的快樂之道不在於減肥，而在於更能接受我的身體。我決心挑戰對於女人如何生活、如何對待自己身體有太多限制的有毒的文化規範。我在運用我的聲音，不只為我自己發聲，也為所有需要被看到和聽到的群體發聲。我努力工作，擁有一份我從來不敢奢望的生涯。

我很感謝，至少有一部分現在的我是起源於我生命中最糟糕的一天，而我絕不願意改變現在的我。

我不再需要我所打造的身體堡壘。我得拆除部分圍牆，我得為我——而且只為我——拆除那些圍牆，不論那樣的破壞會帶來什麼好處。我把它當作是在逆轉對我的摧毀。

書寫這本書是我此生最艱鉅的挑戰。把自己毫不設防地攤開來，不是一件容易的事。面對自己以及這副身體的生活經驗，也不是一件容易的事。但我寫這本書，因為我覺得有這個必要。書寫這部身體回憶錄、對你訴說我的身體真相，我是在分享我的、獨屬於我的真相。如果那個真相不是你想聆聽的故事，我可以理解。那個真相也讓我覺得不舒服。但我也要說的是，這裡有我的心，我僅剩的心。我在這裡讓你看看我的飢渴有多麼強烈。我在這裡，終於釋放了自己，允許自己不堪一擊，就像個普通人一樣。我在這裡，沉浸在這份自由之中。在這裡，看看我渴求什麼，以及我的真相能引領我完成什麼樣的創作。

致謝

這部回憶錄的片段曾以各種形式出現在《*GOOD*》、《*Tin House*》、《*Autostraddle*》、《*The Toast*》、《*xoJane*》和《*Brevity*》等雜誌上。

感謝《法網遊龍：特案組》（*Law & Order: SVU*）不斷在電視上重播，讓我可以在熟悉的背景中寫作。

我想謝謝哈潑出版社的瑪亞・紀夫（Maya Ziv）、卡爾・摩根（Carl Morgan）、凱特・德埃斯蒙（Kate D'Esmond）、阿曼達・佩樂蒂（Amanda Pelletier）和艾蜜莉・葛瑞芬（Emily Griffin）等人對這本書如此強烈、如此徹底的支持。瑪亞是第一個收到這份書稿的人，一直是這本書最熱情的擁護者。艾蜜莉則提供豐富且精闢的編輯，協助促成本書現在的模樣。

感謝「蓋伊團隊」，包括我了不起的作家經紀人瑪麗・馬西（Maria Massie）、我的電影及電視經紀人席維雅・拉比諾（Sylvie Rabineau）、我的演說經紀人凱文・密爾斯（Kevin Mills）和崔妮蒂・雷（Trinity Ray），以及我的律師勒夫・金斯伯格（Lev Ginsburg）。

感謝莎拉・哈洛威爾（Sarah Hollowell）。我在中西部作家研討會遇見這位美麗的年輕女郎，她永遠不會知道她對我產生了多大的啟發，讓我明白我有權利佔據空間、為我的身體發聲，並且為身體既有的模樣感到美麗。

謝謝我的朋友麗莎・麥坎姆（Lisa Mecham）、勞倫斯・荷西（Laurence José）、艾莉莎・納汀（Alissa Nutting）、傑米・阿登伯格（Jami Attenberg）、莫莉・貝克斯（Molly Backes）、布萊恩・梁（Brian Leung）、泰瑞・麥克米蘭（Terry McMillan）、莉蒂雅・約克納維奇（Lidia Yuknavitch）、曼莎・迪馬里（Mensah Demary）和布萊恩・奧柳（Brian Oliu）。也謝謝被我遺漏的任何一個人，因為我總會忘記某個人。我為此致歉。

謝謝一直無條件愛著我、並且確保我知道自己永遠有家可以依靠的家人——麥克和妮可・蓋伊；小麥克・蓋伊；賈桂琳・坎姆登・蓋伊和帕克・妮可・蓋伊；喬爾和海莉・蓋伊；桑尼・蓋伊；馬歇爾・拉夫；梅斯敏・德斯汀和麥克・柯斯科。

我從最要好的朋友崔西身上得到的支持，讓我找到書寫《飢餓》的勇氣。她看見並接受我原本的面貌、教我學會使用Snapchat，並且總讓我開懷大笑。謝謝，謝謝，謝謝！

飢餓──你只看見我的身體，沒看見我內心的痛

Hunger: A Memoir of (My) Body

作　　者：羅珊．蓋伊（Roxane Gay）
譯　　者：黃佳瑜
社　　長：陳蕙慧
責任編輯：李嘉琪
封面設計：萬亞雰
內頁排版：juppet
行銷企畫：姚立儷

讀書共和國集團社長：郭重興
發行人兼出版總監：曾大福
出　　版：木馬文化事業股份有限公司
發　　行：遠足文化事業股份有限公司
地　　址：231新北市新店區民權路108-2號9樓
電　　話：(02) 22181417
傳　　真：(02) 22181009
E-mail：service@bookrep.com.tw
郵撥帳號：19588272 木馬文化事業股份有限公司
客服專線：0800221029
法律顧問：華洋國際專利商標事務所 蘇文生律師
印　　刷：呈靖彩藝有限公司
初　　版：2019年5月
定　　價：400元
ＩＳＢＮ：978-986-359-6745

木馬臉書粉絲團：http://www.facebook.com/ecusbook

國家圖書館出版品預行編目(CIP)資料

飢餓 / 羅珊．蓋伊 (Roxane Gay) 著；黃佳瑜譯．-- 初版．-- 新北市
：木馬文化出版：遠足文化發行，2019.05
面；　公分
譯自：Hunger : a memoir of (my) body
ISBN 978-986-359-674-5(平裝)

1. 身體 2. 回憶錄 3. 文化研究

415.9982　108006124